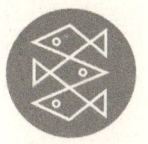

Susanne Kaloff trinkt keinen Alkohol mehr. Warum? Nicht weil ihr Doktor besorgt dazu riet, sondern weil sie freiwillig rausfinden wollte, wie dieses launenhafte Leben eigentlich nüchtern schmeckt, wie sich Stimmungen ohne Betäubung und Situationen ohne Verstärker anfühlen. Vor allem aber wollte sie dringend wissen: Wer bin ich eigentlich ohne einen Drink an meiner Seite? Wie überlebt man Langeweile, Unsicherheit, Stress, Kummer, Feiern und Paris ohne Wein, Bier, Gin Tonic oder Champagner? Wie ist es, emotionale Fallgruben bei glasklarem Verstand zu erleben? Sie nutzt die trockene Zeit, um vergangene Abstürze, blamable Kapriolen und abgebrochene Absätze aufzudecken und sich Gedanken über die Rolle von Alkohol in unserer Gesellschaft zu machen. Warum trinken wir eigentlich alle? Nach einem einjährigem Selbstversuch, etlichen Krisen und schwindel-erregender Ekstase fand sie viele Antworten – und zu sich selbst.

Bestsellerautorin *Susanne Kaloff*, Jahrgang 1969, schreibt seit zwanzig Jahren unter anderem für die »Welt am Sonntag«, »Emotion«, »Brigitte« und »Myself«. Sie ist außerdem seit acht Jahren wöchentliche Kolumnistin der »Grazia«. Susanne Kaloff lebt in Hamburg.

Weitere Informationen finden Sie auf www.fischerverlage.de

SUSANNE KALOFF

Nüchtern betrachtet war's betrunken nicht so berauschend

EIN BEFREIENDES EXPERIMENT

FISCHER Taschenbuch

Aus Verantwortung für die Umwelt hat sich der
S. Fischer Verlag zu einer nachhaltigen Buchproduktion
verpflichtet. Der bewusste Umgang mit unseren
Ressourcen, der Schutz unseres Klimas und der Natur
gehören zu unseren obersten Unternehmenszielen.

Gemeinsam mit unseren Partnern und Lieferanten
setzen wir uns für eine klimaneutrale Buchproduktion
ein, die den Erwerb von Klimazertifikaten zur
Kompensation des CO_2-Ausstoßes einschließt.

Weitere Informationen finden Sie unter:
www.klimaneutralerverlag.de

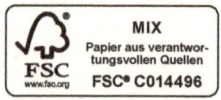

Erschienen bei FISCHER Taschenbuch
Frankfurt am Main, Mai 2020

© 2018 S. Fischer Verlag GmbH, Hedderichstraße 114,
D-60596 Frankfurt am Main

Satz: Pinkuin Satz und Datentechnik, Berlin
Druck und Bindung: GGP Media GmbH, Pößneck
Printed in Germany
ISBN 978-3-596-70023-3

I drank to drown my sorrows
but the damned things learned how to swim.

Frida Kahlo

Für S.

Inhalt

VORWORT

NEIN, ich musste nicht aufhören zu trinken, kein Arzt hat mir mit hochgezogenen Augenbrauen Abstinenz nahegelegt oder »Ohweiohwei, Frau Kaloff, Ihre Fettleber!« ausgerufen. Ich musste auch nicht weniger trinken, weil mein Konsum anstieg oder die Dosis nicht mehr wirkte. Ich habe genauso getrunken wie die meisten meiner Freundinnen trinken: aus Geselligkeit, aus Langeweile, aus Unsicherheit, für den Genuss, aus Stress, zum Feiern, aus Kummer, nur so zum Spaß, zum Essen und zum Vergessen.

Ich wollte freiwillig aufhören zu trinken, weil ich rausfinden wollte, wer ich ohne Beschleuniger, Verstärker, Sedierung und ohne ein Glas Wein in der Hand eigentlich bin. Rausfinden, wie es sein wird, emotionale Fallgruben bei klarem Verstand zu erleben. Zum Davonrennen? Gut so. Das hilft vielleicht dabei, dass man mehr von den Dingen tut, die einem guttun. Und weniger von den Dingen, die man nüchtern einfach nicht im Kopf aushält.

Ich wollte weder mir selbst noch irgendwelchen Situationen mit Hilfe eines Rotweins entkommen, die Dinge nicht mit Unterstützung eines Crémants witziger oder weicher machen, sondern alles so erleben, wie es ist. Die Methode der feuchtfröhlichen Schmerzvermeidung ist weit verbreitet, wird gesellschaftlich romantisiert, akzeptiert und sogar angefeuert.

Mein Buch ist kein Ratgeber. Es handelt weder von Entgiftung noch von körperlichen Entzugserscheinungen, weder bin ich Alkoholikerin, noch trank ich jeden Tag. Ich rate zu nichts, aber habe mich gefragt, ob gute Zeiten und Genuss zwangsläufig aufhören, wenn Gin Tonic und Champagner einfach keine Option mehr sind. Und ob Betrunkene wirklich die Wahrheit sagen, vielleicht in der Annahme, dass das Gegenüber auch ausreichend einen kleben hat, um sie gelassener zu schlucken? Oder sind es doch eher Beleidigungen, die zu später Stunde gelallt, und Geheimnisse, die unbeabsichtigt ausgespuckt werden? Ich wollte wissen, wie sich das anfühlt, wenn ich die Einzige bin, die sich am anderen Morgen noch an jedes verdammte Wort erinnern kann. Was wird passieren, wenn ich mich ganz bewusst und freiwillig entscheide, allem und jedem mit Scharfsinn gegenüberzutreten? Macht es mich vielleicht manchmal doch aggressiv, wenn die Kollegen ausgelassen bechern, weil ich in Wahrheit auch lieber zu einem Wein anstatt zum fünften Mineralwasser greifen würde? Finde ich meine Freunde immer noch witzig oder unerträglich, wenn sich ihre Zähne bordeauxrot verfärben und sie, sorry, jeden Satz dreimal wiederholen? Werde ich schrecklich einsam werden oder erleuchtet?

Dieses Buch handelt ganz nüchtern betrachtet von Sex, Erkenntnis, Dramen, von Filmrissen, Ikonen, Botox, Freundschaften, Ersatzdrogen, der Liebe, dem Rausch der Askese und von dem verwirrenden Weg in die eigene Unabhängigkeit. Es ist für all die Frauen, die wissen, wie beschissen es sich anfühlt, eine Céline-Tasche in einer Nacht zu verlieren, jene, die am

Morgen auch schon mal nicht mehr so genau ausmachen konnten, wie sie eigentlich nach Hause gekommen sind, die genau wie ich Abstürze und andere Katastrophen kennen, die eine große Klappe und ganz viel Zerbrechliches dahinter haben, die davon überzeugt sind, ohne Drinks macht's doch keinen Spaß, die keinen Schimmer haben, wie sie Partys, Weihnachtsfeiern, Familientreffen, Trennungen, Sommerabende, Feierabende, Dates, Paris, Silvester, Einsamkeit ohne die freundliche Unterstützung eines Drinks eigentlich überstehen sollen, die wünschten, sie würden peinliche SMS, die unter Rosé-Einfluss an Exfreunde versendet wurden, und Desaster rückgängig machen können, für alle, denen das Lachen irgendwann zwischen dem zweiten und dritten Glas ein kleines bisschen im Hals steckengeblieben ist.

Auf uns, Schwestern!

1. TEIL

DIE EUPHORIE:
KATER SIND ZUM KOTZEN!

MORGEN MACHE ICH BESSERE FEHLER

BEGINNEN wir mit einer Beichte: Ich habe keine leeren Prosecco-Pullen hinter den Gardinen versteckt. Auch gibt's bei mir keinen Wodka zum Frühstück, ich detoxe regelmäßig und praktiziere seit fünfzehn Jahren Yoga. Morgens sitze ich artig auf meinem Meditationskissen und versuche, meine innere Mitte ausfindig zu machen. Man kann mich alles zum Thema gesunde Ernährung fragen, und auf dem Gebiet der radikalen Selbstliebe bin ich eine Expertin, weil ich finde, gut zu sich selbst zu sein, ist unwahrscheinlich attraktiv. Ach ja, und im Sommer 2016 fiel ich im Mojo Club auf der Hamburger Reeperbahn mitten auf der Tanzfläche hin. An den Moment, als meine Wange mit einem Schlag auf dem Fußboden aufknallte, erinnere ich mich scharf. An das *Davor* nicht ganz so präzise. Schuld daran war nicht die Absatzhöhe alleine, sondern auch der ein oder andere überflüssige Drink. Am Morgen darauf hatte ich eine schmerzende blaue Backe und eine Freundin an der Bettkante sitzen, die mir eine Hämatomsalbe vorbeibrachte. Es folgten Scham und der Satz, der nach solchen legendären Abstürzen so sicher ist wie das Amen in der Kirche: »Hach, aber es war doch so ein witziger Abend!« Ja, das stimmt, es war ein so witziger Abend, wenn er doch bloß nicht so unlustig ausgegangen wäre! Ich schämte mich nicht so sehr für die Blamage. Eher dafür, mich selbst mit einer solchen Wucht verletzt zu haben.

Meine Beziehung zu Alkohol war schon immer ambivalent. Betrinken und Betäuben machten mir von klein auf Angst. Mein Onkel starb an einer Überdosis Heroin, ein weiterer an der Trinkhalle. Alkohol bereitete mir als kindlicher Zuschauer Unbehagen, und ich stellte ihn später nicht nur dann in Frage, wenn ich derangiert erwachte. Dennoch, und das ist ein Widerspruch, mag ich ihn. Vielleicht gerade weil Alkohol mein Unbehagen und meine angeborene Wachsamkeit für die Dauer des Trinkens ausschaltet. Nüchtern betrachte ich ihn kritisch und misstrauisch. Ich achte mehr darauf, was, wie viel und wann ich trinke, als die meisten anderen Menschen. Wenn ich dann aber trinke, bin ich genau wie alle anderen auch: Ich möchte mehr davon haben. Ich liebe gesellige Abende, wenn nach dem Essen noch lange gequasselt und getrunken wird, man sich biegt vor Lachen, einer noch eine und noch eine Flasche Rotwein bestellt, ach kommt schon, noch einen Sambuca aufs Haus für alle, weil das Leben einfach wunderschön ist und sich in diesen Momenten unendlich anfühlt. Ich liebe Champagner, weil ich mich in der Sekunde, in der das Prickeln die Blutbahn erreicht, wie die coolste Sau unter der Sonne fühle. Ein High, das du mit keiner Cola hinkriegst. Frauen, die einen ganzen Abend an einem Mojito rumnuckeln, als seien sie Teenager, waren mir schon immer suspekt. Davon abgesehen stand ich noch nie auf Cocktails, die so tun, als seien sie Softdrinks. Ich mag es real, und ich mag den Rausch.

Seit meiner Jugend kehrt ein Albtraum immer wieder: Ich muss durch ein Treppenhaus gehen, in dem Junkies sitzen. Sie hocken benommen auf den Stufen und wenn ich vorbeiwill, versuchen sie, mir mit ihren Spritzen ins Bein zu stechen. Seit Neuestem träume ich immer wieder, dass ich einen Schluck aus einem Glas nehme und erst beim Runterschlucken kapiere, dass es sich um Alkohol handelt. Ich spucke ihn sofort aus und habe Angst, dass bereits ein kleiner Tropfen in meiner Kehle, meinem Magen und Blutkreislauf gelandet ist. Es ist interessant, dass ich weiter oben schrieb, dass mir Drogen und Alkohol schon immer Angst machten. Warum dieses *und* zwischen den beiden Begriffen? Weil man Alkohol nicht in einem Atemzug mit dem Wort Droge aussprechen darf. Dass es sich bei ihm dennoch um eine handelt, darf man nicht laut sagen, nicht mal leise zu sich selbst. Das will niemand hören, auch ich nicht. Aber es ändert nichts an der Tatsache, dass es die gefährlichste Volksdroge der Welt bleibt. Was sie so perfide macht, ist nicht nur ihre Wirkung und Auswirkung auf Geist und Körper, nicht nur, dass sie abhängig macht, uns selbst, Beziehungen und Familien zerstört, sondern unser duckmäuserischer Umgang mit ihr. Kein Mensch, der trinkt, redet von einem Suchtmittel. Ich war da bisher keine Ausnahme. Wir loben das Genussmittel, preisen das uralte Kulturgut und sprechen davon, dass immer die Dosis das Gift macht. In Maßen sei er sogar gesund. Ein Glas pro Tag wird Frauen empfohlen, also nicht auf einmal, nicht innerhalb von einer viertel Stunde runterkippen nach Feierabend, sondern pro Tag. Der hat zwölf Stunden. Man müsste also morgens mit einem Schlückchen anfangen und dann ähnlich wie in der Homöopathie immer mal wieder im Laufe des Tages daran nippen. Als die Schauspielerin Jenny Elvers vor ein paar Jahren diese empfohlene Tagesdosis ganz offensichtlich überschritt und sich in diesem desolaten Zustand vor die laufende Kamera einer Talkshow aufs Sofa setzte, waren alle fürchterlich erregt. Die Kommentare reichten von »Gott, wie peinlich!« über »Die Arme!« bis hin zu Boshaftigkeiten, die ich nicht wiedergeben möchte. In der Redaktion, in der ich an diesem Tag arbeitete, scharte man sich um die Rechner, um Elvers' schaurig schönen Auftritt noch mal und noch mal anzusehen. Mich entsetzte nicht so sehr, dass ihre Aussprache nicht mehr klar und deutlich war und sie grotesk kicherte, sondern wie gierig sich alle auf diesen Fall stürzten. Ich habe in meinem Leben schon viele Frauen live erlebt, die sich so benahmen. Ich sah Frauen Treppen runterfallen, sich zwischen parkenden Autos übergeben, ins Gebüsch stürzen und von Fahrrädern kippen. Der Unterschied und ihr Glück waren, dass keine Kameras liefen. Was gerne übersehen wird, ist, dass Jenny Elvers nicht etwa auf halluzinogenen Pilzen war, sie sich sicher auch nicht kurz vor der Sendung auf einen LSD-Trip begab oder eine Spritze in ihre Venen jagte, viel eher war es höchstwahrscheinlich so, dass sie in der Maske noch ein paar Gläser Sekt getrunken hatte. Vielleicht war es auch eine Flasche. Vielleicht waren es zwei. Vielleicht war es ein unglücklicher Cocktail aus mehreren Dingen. Absolut denkbar auch, dass sie die vom Bundesministerium für Gesundheit empfohlene Menge täglich massiv überschritt. Wir wissen es nicht. Was ich aber sicher weiß, ist, dass sie den gleichen Alkohol trank, den wir alle trinken.

Würde ich in diesen Zustand, in dem sie war, mit einer anderen Droge kommen, würde ich das Fürchten kriegen. Aber Alkohol vertraute ich immer auf eine zwiespältige Art, er kann mir nicht gefährlich werden. Wie kann man denn jemandem vertrauen, sich in seine Hände begeben, vor dem man Angst hat? Ganz einfach, indem man stetig ein bisschen Ironie und Zynismus dazumixt. Lange Zeit hatte ich auf meinem Computer als Hintergrundbild ein Foto von Sarah Jessica Parker, eine Szene aus »Sex and The City«, in der sie als Carrie Bradshaw verzweifelt über die Männer in einer Bar sitzt. Darunter ein Zitat aus der Serie: »Vodka is my only ally«. Wodka war zwar nie mein Verbündeter, aber der Satz klang so schön tragisch, selbstironisch und aus ihrem Mund nicht nach Rehab, sondern nach einem Ultraleben in Manhattan.

Ich weiß nicht, wie es anderen Menschen geht, aber ich habe es immer als Zumutung empfunden, während des Trinkvorgangs Maß zu halten. In Moderation, was soll das heißen? Aufhören nach einem Glas, ausgerechnet dann, wenn es anfängt Spaß zu machen? Das Problem ist, dass Alkohol einen Dominoeffekt in Gang setzt: Der natürliche Effekt eines Drinks ist, dass man einen weiteren will. Nein, nicht immer trinke ich so viel, dass ich auf die Nase falle, aber eine Droge löst ja etwas aus, tritt was los, verändert nicht nur Gangart und Aussprache, sondern auch die Persönlichkeit. Es geht sicher nicht allen so, es gibt ein paar, die können ein einziges Glas Chablis genießen, dann zu Wasser wechseln und friedlich nach Hause gehen. Ich hingegen denke oft während ich das erste trinke, ob ich noch ein weiteres nehmen kann / soll / darf, ob ich es mir gestatte und ob das nicht doch zu viel ist und dass ich lieber morgen fit sein will. Ein störender innerer Konflikt: Ein Glas ist zu viel und tausend wären nicht genug. Dann bin ich schon beim ersten Glas immer so ein bisschen genervt über diese Stimme im Kopf, die ja meine eigene ist und die mir Stress macht, obwohl ich mir doch verdammt nochmal meinen Feierabend mit ein bisschen Entspannung verdient habe! Die Stimme ist wie die einer Mutter, die das Kind, dem gerade eine Tafel Schokolade geschenkt wurde, ermahnt: Aber nicht gleich die ganze, hörst du?! Die Reglementierung wird immer gleich mitserviert. Nicht vom Kellner, der ist flugs beim Nachschenken, aber von mir selbst. Warum darf man davon eigentlich nicht so viel genießen, wie es einem passt? Eben, man darf. Es nimmt einen niemand fest, weil man mit mehr als Eigenbedarf, sagen wir einem Kasten Bier, auf offener Straße ertappt wurde.

Wenn man sich so viele Gedanken noch während der Freude macht, verhindert es diese. Und macht deutlich, dass man es mit einem Genussmittel zu tun hat, das mit Vorsicht zu genießen ist. Das ist so ähnlich, als würde man permanent mit angezogener Handbremse in einem Porsche sitzen, aus Angst, die Kontrolle über seine Wucht zu verlieren. Die Handbremse im Alltag ganz zu lösen wäre mir nie eingefallen. Das, was andere vielleicht normal finden, fand ich immer fragwürdig und verrückt verlockend. Einmal lud mich eine Bekannte zu sich nach Hause ein, es war so eine Mischung aus Jobbesprechung und Privatsache. Vor allem war es an einem Nachmittag unter der Woche. Ich saß in ihrer Küche, wir unterhielten uns und sie kochte parallel für ihre Kinder. Mitten im Satz holte dieser herrlich verrückte Vogel mit einer selbstverständlichen

Handbewegung eine Flasche Vernaccia aus dem Kühlschrank: »Time for a drinkie me thinkie«, scherzte sie. Ich sagte: »Wir können doch nicht jetzt schon was trinken.« Hinter diesem Satz machte ich ein Ausrufezeichen und Fragezeichen gleichzeitig. Sie guckte mich amüsiert an und fragte: »Warum denn nicht?« Ich redete mich raus und erklärte: »Nee, nee, ich habe gestern erst was getrunken, ich mach mal eine Pause.« Das ließ sie nicht gelten, goss mir und sich ein Glas des Weißweins ein und lachte laut: »Na und, bist du krank, oder wie?« Nicht geistig krank, weil ich nicht trinken wollte, das meinte sie nicht. Sie meinte, solange man nicht mit Fieber im Bett liegt oder eine chronische Erkrankung hat, gäbe es doch keinen Grund, nicht täglich Alkohol zu konsumieren. Der kleine Wein tat gut. Es tat gut, die Handbremse in dieser hübsch gekachelten Jugendstilküche ihrer hübschen Altbauwohnung in der hübschesten Straße von ganz Hamburg mit dieser hübschen Frau für ein paar Stunden zu lösen. Die Kontrolle über meinen Konsum aus der Hand zu geben, sie in die Obhut einer anderen Person zu legen, eine, die sich sicher ist, dass uns Alkohol doch nun wirklich nicht schadet, mochte ich von Zeit zu Zeit gerne. Es hatte so etwas enorm Erleichterndes, die Verantwortung mal für einen Moment abzugeben.

DER LETZTE KATER:
HANGOVERS SUCK

MEIN letzter Kater hat sich tief in meinen Kopf gegraben, nicht nur, weil er einen Jahrhundertschädel hinterließ, sondern ein Souvenir auf meiner Wange. Ein blauer Fleck, der ein paar Tage lang von Lila bis Blassgelb changierte. Nachdem ich mich von dem Sturz auf der Tanzfläche erholt und mich mit Hilfe einer zehntägigen Wellness-Entgiftungsphase (keinen Kaffee, keinen Zucker, keinen Alkohol) wieder auf Kurs gebracht hatte, fühlte ich mich stabilisiert genug, um genau so weiterzumachen wie bisher. Was blieb, war das Loch. Ich nenne es nur so, wenn ich mit mir alleine bin. Es ist nicht sichtbar für andere, keiner würde bei meinem Anblick rufen: »Häh, was hast du denn da für eine Delle in der Backe?« Aber ich sehe es. Nicht jeden Tag, nur unter einem bestimmten Lichteinfluss, frühmorgens, wenn ich im Flur stehe und die Sonne von hinten ins Zimmer scheint. Es ist wie ein kleiner Schatten in Form eines Warndreiecks, direkt unter meinem linken Jochbein. Fest steht: Das ist mir noch nie zuvor im Leben passiert! Ich bin noch nie hingefallen, vom Rad geplumpst oder gegen eine Scheibe gelaufen, weil ich einen Drink zu viel hatte. Ja, meinetwegen, ich habe sicher viele peinliche Sachen gesagt und gemacht, bin vielleicht auch mal neben einem Mann aufgewacht, dessen Sternzeichen ich nicht kannte, aber gestürzt? Niemals! Das ist doch grauenhaft. Nun ist es so, als würde unter der Haut etwas fehlen, als hätte ich Substanz verloren, als würde ich mich selbst daran erinnern wollen, dass ich nicht gut genug auf mich aufgepasst habe. Auch nach ein paar Wochen ist das Warndreieck auf meiner Wange noch immer nicht ganz verschwunden.

Trotzdem: Es gibt viele willkommene, triftige Gründe und unzählige Anlässe, die jeden emotionalen Kater, jede dicke Birne und jeden Vorsatz vergessen lassen. Deshalb achtete ich danach zwar darauf, es nicht zu übertreiben (Übersetzung: Nicht so viel saufen, bis man sich aufs Maul legt), aber hörte natürlich nicht auf, zu willkommenen Anlässen zu trinken, wie es alle anderen auch taten. Interessant, dass keine meiner Freundinnen mir riet, mich in Zukunft an solch turbulenten Abenden zurückzuhalten. Wobei ich die Geschichte auch nicht wirklich breitgetreten habe. Jene, die mir die Hämatomsalbe netterweise ans Bett brachte, meinte nur, es sei natürlich Scheiße, dass ich hingeflogen sei, aber das passiere jeder mal und sei nun echt kein Grund, sich derart selbst fertigzumachen, wie ich es tat. Ich lag schwach wie die junge Kaiserin Sissi aufgebahrt auf drei Kissen im Bett, mein Schädel brummte, und ich stimmte ihr zu. »Ja, du hast recht, das ist wichtig, dass ich mich nicht dafür bestrafe.« Einfach weitermachen war unser Fazit. Drüber lachen und es literarisch sehen. Wenigstens eine super Story zu erzählen. Ich lachte mit, obwohl mir alles weh tat. Aber in meinem Unterbewusstsein muss irgendwas gegoren haben, ganz langsam und so leise, dass nicht mal ich selbst davon Wind bekam.

Zweieinhalb Monate später, mittlerweile ist Oktober, sitze ich mit meiner Kollegin Ricarda in meinem Lieblingslokal am Tresen, wir reden, essen Merguez Frites und trinken Wein. Sie Sauvignon, ich Merlot. Ich sitze am allerliebsten am Tresen, auch zum Essen. Ich mag die Nähe zum Barmann. Ich mag es, zu sehen, wie die Gläser couragiert eingeschenkt werden und die Korken ploppen. Ich mag das Pfirsicharoma von Chardonnay, die hübsche Farbe von Beaujolais, und ich mag den weichen Geschmack von Brandy auf den Lippen. Vor allem aber liebe ich es, leicht einen sitzen zu haben, was bei mir bereits nach einem halben Glas Wein eintritt. Das habe ich auch an jenem Abend, nur so leicht allerdings, dass ich aufmerksamer bin als sonst in solchen Augenblicken, und diese ungewohnte Achtsamkeit verändert meine Wahrnehmung. Ich spüre plötzlich das dringende Verlangen nach ganz viel Wasser, obwohl ich mittlerweile mit noch mehr Freundinnen an einem Tisch sitze, an dem fröhlich gebechert wird. Es ist ein Abend wie tausende zuvor, es geschieht weder etwas besonders Komisches noch speziell Dummes, keiner redet Müll, niemand fällt in irgendeiner Weise unangenehm auf oder hin. Die Gespräche sind interessant, ich mag alle Anwesenden, der Ort ist schön, ich bin in guter Gesellschaft. Und genau das ist der Wendepunkt: Ich sehe keine Veranlassung mehr, irgendwas draufzuschütten. Wozu auch? Es ist doch alles perfekt, so wie es ist. Warum denn noch mehr trinken, warum diesen Zustand künstlich verändern, was muss denn hier und jetzt manipuliert oder optimiert werden mit Hilfe von 0,3 cl?

Als eine weitere Runde geordert wird, bestelle ich mir noch ein Wasser. Und danach noch eins. Ich würde gerne behaupten, dass es ein theatralischer, lauter, dramatischer Moment ist, in dem ich beschließe, diesen Selbstversuch zu starten. Aber das ist es nicht. Weder habe ich den einen letzten bewussten Drink, noch gieße ich pathetisch halbvolle Weinflaschen in den Ausguss, um zu unterstreichen, dass ich es echt ernst meine. Ich tue nichts, ich radle heim und lege mich irritiert ins Bett. Als ich aufwache, weiß ich: Das wird kein Detox, sondern ich will rauskriegen, wie es sich anfühlt, wirklich nichts mehr zu trinken. In den Wochen zuvor habe ich schon öfter gespürt, dass Alkohol nichts mehr für mich ist, dass sich mein Blick auf ihn verändert hat, aber ich habe nicht mit meiner Konsequenz gerechnet. Schwer zu sagen, ob es doch die nachträgliche Folge von meinem Schreck über den kleinen Ausrutscher ist, aber es ist keine traurige Konsequenz, sondern eine stolze Entscheidung. Meine bewusste, nüchterne Wahl. So, wie man sich an einer Straßenkreuzung entscheidet: Du kannst jetzt geradeaus gehen, rechts oder links abbiegen, stehen bleiben oder umdrehen. Ich entscheide mich fürs Umdrehen.

HAST DU EIN PROBLEM?

FEST steht, dass ich offensichtlich keins hatte, als ich noch lustig mittrank. Ist es nicht interessant, dass einem erst ein Alkoholproblem diagnostiziert wird, wenn man sich entscheidet, mit dem Trinken aufzuhören? Und dass die Frage, ob man ein Problem mit dem Trinken habe, von Menschen gestellt wird, die an einem Drink nippen? Seit ein paar Tagen stoße ich mit Wasser statt Wein an, lehne Gin Tonic dankend ab und lächle dabei freundlich. Bei einer Abendessenseinladung fragt mich der Mann einer Freundin: »Hast du ein Problem?«

Den Satz habe ich, seit ich abstinent bin, schon ein paarmal in Variationen gehört. Eine Kollegin zum Beispiel formulierte auf einer kleinen Bürofeier neulich ihr Erstaunen über mein »Nein, danke!« zum Crémant so: »Und jetzt nur so, oder ...?« Ich entgegne: »Was oder?« Sie stammelte ein bisschen rum: »Also, nee, ich meine nur, jetzt keine gesundheitlichen Probleme oder so?« Nein, keine gesundheitlichen Probleme. Was sie eigentlich fragen wollen und sich verständlicherweise nicht trauen, ist jedoch: »Bist du Alkoholikerin?« Also wählen manche den ironischen Weg: »Na, ein wirkliches Problem haste ja, wenn du morgens um elf schon was trinkst«. Der Satz ist in der Top-Five-Hitparade der beliebteste Kommentar zu diesem Thema. Die Uhrzeit, zu der getrunken wird, soll ein Indikator für die Schwere der Sucht sein, an der wir nicht leiden, weil es ja bereits draußen dunkel ist. Ob ich persönlich ein Problem mit Alkohol habe, fragte ganz direkt meine Freundin Nati, nachdem ich bereits ein paar Wochen verzichtet hatte. Wir saßen nebeneinander im Auto, ein sonntäglicher Ausflug in ein Café im Park für Kaffee und Kuchen. »Ich traue es mich ja kaum zu fragen, aber glaubst du, du hattest ein Problem mit Alkohol?« Ich war froh, dass sie das so ohne Umschweife ausspuckte, was sie auf dem Herzen hatte, und lachte: »Ehrlich gesagt, habe ich erst eins bekommen, als ich aufgehört habe zu trinken.« Als ich das nämlich noch tat, schien sich niemand um mich zu sorgen, warum auch? Wir machten ja alle exakt das Gleiche. Ich vermute, dass unsere Gesellschaft ein Alkoholproblem hat, oder warum trinken wir alle immerzu? Und warum ist Alkohol die einzige Droge, bei der man sich rechtfertigen muss, wenn man sie nicht nimmt? Wenn man munter

»Hoch die Tassen!« ruft, wird man weniger schräg angeschaut, als wenn man den ganzen Abend freiwillig Wasser in sich reinschüttet. Über Frauen, die stets ein volles Glas Wein in der Hand halten, wird weniger geredet als über jene, die Alkohol ablehnen. Dass man raus ist aus dem Trinkspiel, fliegt ja anfangs erst mal nicht auf. Was daran liegt, dass die meisten von uns regelmäßig Lifestyle-Entgiftung mit einer kleinen, salonfähigen Detox-Auszeit betreiben. Das wird allgemein anerkannt, geduldet und gefeiert. Aber alles hat seine Grenzen. Die sind meist nach vierzehn Tagen überschritten, alles, was an Abstinenz darüber hinausgeht, braucht einen massiven Grund. Am besten ein ärztliches Attest, eine Antibiotikabehandlung oder zumindest einen selbstmitleidigen Blick. Aber ich tue mir leider so gar nicht leid. Am wirkungsvollsten ist jedoch eine Schwangerschaft. Die nimmt mir in meinem Alter nur keiner mehr ab. Was also könnte man sonst für Beweggründe haben, keinen Alkohol mehr zu konsumieren? Voilà, genau: Ich habe ein Problem. Das Problem, das ich habe, ist, dass ich Alkohol plötzlich in Frage stelle. Und das ist weitaus schwieriger zu erklären, als gesundheitliche Gründe anzuführen. Ich bin körperlich in Topverfassung, aber die Geisteskrankheit, die mich befallen hat, heißt Perspektivwechsel und hat zur Folge, den ganz alltäglichen Umgang mit Alkohol, den wir alle pflegen, mit anderen Augen zu sehen. Das wirft Fragen auf und setzt ungeahnte Abwehrmechanismen in Gang. Mit mir eingeladen ist an diesem Abend ein Pärchen, das ich nicht kenne. Wir stehen gemeinsam im Wohnzimmer und stoßen alle fröhlich, ich jedoch mit Wasser, an. Dann wird zur Vorspeise Platz genommen. Meine Freundin trägt Rote-Beete-Carpaccio auf, das mit Walnüssen und Schafskäse garniert ist. Die Frau guckt auf ihren Teller, der bereits vor ihr steht und scheint verunsichert: »Du, ist das glutenfrei?« Ich antworte vorschnell: »Na ja, in Rote Beete, Nüssen und Schafskäse ist ja kein Gluten, oder?« Sie würde da sehr empfindlich drauf reagieren, seit bei ihr eine Glutenunverträglichkeit festgestellt wurde. Wir fangen an zu essen, bis der Mann meiner Freundin mit Blick auf den Teller des männlichen Gastes bemerkt: »Magst du keinen Schafskäse, ja, das ist nicht jedermanns Sache, das hatte ich gleich gesagt!« Nein, nein, das sei echt kein Problem, er versuche nur seit ein paar Wochen vegan zu leben. Kein betretenes Schweigen, kein dummer Kommentar, meine Freundin kratzt eifrig den Käse von seinem Teller und bietet ihm alternativ eine Avocado an. Warum ist es für alle okay, so kapriziös zu sein, dass sie eine Extrawurst gebraten bekommen, aber ich werde blöd angeguckt, weil ich zurzeit keinen Alkohol mag? Auch ohne körperliche Beschwerden muss das doch wohl erlaubt sein, oder soll ich einfach nächstes Mal behaupten, ich sei starke Alkoholikerin und ein Prosecco würde meine Lebenserwartung rapide senken? Warum bietet man mir eigentlich keine Avocado oder noch besser einen raffinierten alkoholfreien Cocktail an? Der große Unterschied zwischen Nahrung und Alkohol ist, dass er für die meisten von uns emotional noch aufgeladener ist als Essen, er muss verteidigt werden bis aufs Blut, er begegnet uns weltweit, von früh bis spät, durch alle sozialen Schichten hindurch, und tief in unserem Inneren wissen wir, dass er nicht ungefährlich ist. Wir wissen das, und weil wir das so genau wissen, müssen wir ihn beschützen wie ein kostbares Gut. Wir verwenden eine harmlose Sprache, trinken »gepflegt ein schönes Gläschen« oder einen »schönen Roten«, hängen an jede Spirituose ein -chen (Bierchen, Weinchen, Schnäpschen, Sektchen, Cognäcchen, Pinöchen) hinten dran, um unseren Helden Alkohol lieblicher zu machen. Wer sich ihm verschließt, greift ihn unwillkürlich an und fällt unangenehm als Verräter und Spielverderber auf. Solange wir jedoch alle in einem Boot sitzen, ist die Stimmung bombig. Und es ist auch vollkommen wurscht, ob das Boot schwankt oder sinkt, Hauptsache, keiner springt ab.

Wenn ich an Alkoholiker denke, denke ich immer als Erstes an Harald Juhnke, wie er damals tagelang in dieser Berliner Hotelsuite mit einer Achtzehnjährigen abtauchte und sich ins Delirium soff. O lala, riefen alle, die Zeitungen, die Boulevardmagazine zerrissen sich die Mäuler, die Spatzen pfiffen es vom Dach. Wenn sich einer derart nicht im Griff hat, hat er ja wohl ein echtes, großes Problem mit der Sache, die uns doch allen einfach nur total gute Laune macht. Meine Mutter erzählte meiner Schwester und mir als Kinder mal, dass Alkoholiker nie wieder im Leben trinken dürften, weil sie sonst sofort rückfällig würden. Selbst von einem einzigen Tropfen oder einer unachtsam gegessenen gefüllten Mokkabohne. Ich machte große Augen, und ich weiß noch genau, dass ich mich sorgte, wieso meine Eltern und alle anderen Erwachsenen dann dieses Gift in großen Mengen konsumieren durften. Und mich fragte, warum unser Opa uns Kindern bei jedem Besuch »Edle Tropfen in Nuss« mitbrachte, also Nusspralinen, die mit Birnenschnaps oder Kirschwasser gefüllt waren. Wir waren nicht mal zehn Jahre alt. Aber ja, klar, wir waren ja keine Alkoholiker, bei uns bestand also keine Gefahr.

Als ich mich entschied, Alkohol wegzulassen, wusste ich nicht, auf was ich mich einlasse. Was das wirklich bedeutet, merke ich jetzt jeden Tag stärker. Trinken ist ein wichtiges gesellschaftliches Ritual, es gehört zum guten Ton, sich mit Rebsorten und Anbaugebieten auszukennen, zu wissen, welche Champagner- (oder zumindest welche Bier-)Marke die beste ist und von welcher man Kopfschmerzen bekommt. Diese Expertise zeigt, dass man Teil der Gesellschaft, rumgekommen, eine Frau von Welt ist. Es ist auch beinahe unhöflich, ein Glas, das einem zur Begrüßung angeboten wird, abzulehnen. Sobald man äußert, man möchte wirklich kein Glas Crémant haben, fühlen die Gastgeber sich bedroht von dieser doch ganz persönlichen Entscheidung und rechtfertigen sich, dass sie sich dieses bisschen Spaß und ein schönes Glas Irgendwas bitte schön nicht nehmen lassen. Der Ausstieg wird einem nicht leichtgemacht. Manchmal erinnert es mich an eine Sektenstruktur, subtile Nachrichten werden gestreut, um mir das Gefühl zu geben, ich sei vom rechten Pfad abgekommen. Manchmal sind sie derart subtil, dass man es kaum benennen kann, aber meine Antennen arbeiten so präzise, dass ich mir dennoch wie ein Spielverderber, ein Moralapostel vorkomme, auch wenn das keiner so sagt. Was hingegen auffallend gerne und oft in geselligen Runden gesagt wird, ist, wie gut dieses und jenes alkoholische Getränk mundet. Wie letztens, als ich den Willkommensdrink bei Freunden verneint hatte. Kurz darauf fingen sie an mit diesen genüsslichen Schwelgereien über den Prosecco im Glas. »Mmmh, aah, na, der perlt aber fein, der ist aber hervorragend, wo hast du den her?« Als sich herausstellte, dass dieses Produkt auch noch ein Schnäppchen aus dem italienischen Großhandel war, flippten sie schier aus: »Ach was, das ist wirklich ein guter Preis! Ich fotografier mir mal das Etikett ab.« Oft klingen diese Äußerungen auch wie Affirmationen, die repetiert werden, um eines Tages an ihre Wirkung zu glauben. »Also ich mag ja so einen kleinen Glimmer gerne!« Und alle stimmen ins Gelächter ein, während ich wie eine von den Guttemplern danebenstehe. Ohne auch nur irgendetwas dafür getan zu haben, bin ich draußen, gehöre nicht mehr dazu. Der einzige Grund dafür, dass ich mich ausgegrenzt fühle, ist die Flüssigkeit, die ich in meinem Glas habe. Und während Etiketten fotografiert werden und angestoßen wird, sagt eine der Anwesenden: »Äh, detoxt du etwa schon wieder?« Ich kenne diese Bemerkung schon von anderen Events, eine Mischung aus Aggression und Beleidigtsein. Ein fataler Mix, der unter anderen Umständen womöglich dazu führen würde, dass die Spaßbremse doch noch einlenkt: »Ooookay, was soll's, ich nehme auch einen kleinen Schluck.« Nur diesmal ist es eben anders, weder detoxe ich, noch lenke ich ein, noch nehme ich ein Glas an: Ich schere aus.

Ich kann es ihnen ja nicht übelnehmen, wenn ich ehrlich bin, ging es mir doch immer ähnlich: Ich mochte es auch gar nicht, wenn eine Freundin mal nichts oder nur spärlich trank, ich wollte, dass wir alle zusammen schunkeln, uns gefährden und die Kontrolle kreischend über Bord werfen. Alles andere erschien mir fade. Eine meiner Freundinnen trinkt beispielsweise in so einem Schildkrötentempo, dass sie meist noch mit dem ersten Glas kämpfte, wenn ich bereits das dritte bestellte. Ich merkte immer, wie das meinen Respekt vor ihr minderte, und auch wenn es mir vom Verstand her widerstrebte, war ich tief in mir der Überzeugung, dass Frauen ordentlich was vertragen müssen. Als ich vor zwei Jahren mal zu einem Yoga-Retreat in der Karibik war, saß die angesehene New Yorker Lehrerin Elena Brower beim Welcome-Dinner neben mir. Es gab fabelhaftes Essen, selbst Fleisch und Fisch, weil sie sich selbst nicht mehr vegetarisch ernährt, was in der Yogaszene eine Ausnahme ist und einem die Absolution erteilt, es ihr gleichzutun. Ein warmer Wind wehte, wir trugen bodenlange Hippiekleider, es war phantastisch: Freunde, wir sitzen im November bei dreißig Grad auf den Turks- und Caicosinseln! Dann kamen die Kellner mit den Weinflaschen und fragten: »White or red, Madam?« Ich liebte meinen tollen Job, dem ich all die feinen Dinge zu verdanken habe, die ich mir privat doch niemals leisten könnte, ich liebte mein wunderbares Leben, mein geflochtenes Haar und antwortete glücklich: »Red, please.« Elena Brower machte eine abwehrende Handbewegung und sagte trocken: »I don't drink.« Punkt. Ein vollständiger Satz. Keine weitere Erklärung, kein Bedauern, kein Witzchen. Und ich saß neben ihr und fand sie bescheuert. Warum muss sie so ein Fass aufmachen, fragte ich später zu Hause meine Freundinnen, als ich von dem störenden Vorfall erzählte. Warum sagte sie nicht einfach »Nein danke«, warum trinkt sie denn überhaupt nicht, was hat sie für ein Problem, und tsss, warum bitte schön isst sie denn dann Tiere? In Wahrheit fand ich sie umwerfend, in Wahrheit war ich neidisch auf ihre Freiheit, auf ihre Klarheit und Unabhängigkeit, aber das konnte ich mir damals noch nicht eingestehen. Damals hing ich noch zu sehr an dem Bild von mir, das ohne Drinks unvorstellbar war. Dieses Bild verändert sich nun von Tag zu Tag, ich kann dabei zusehen, wie es sich entwickelt, wie es schärfere Konturen bekommt und deutlich wird: Ich habe Alkohol als Accessoire echt überschätzt.

MEINE DÄMONEN
VERTRAGEN EINFACH NICHTS

WENN man aufhört zu trinken, verliert man das Interesse an Bars, zwischenmenschlichen Tragödien und dem nächtlichen Versenden von Nachrichten, die man bitter bereut. Vor allem aber richtet man nachträglich seine Aufmerksamkeit auf all die Situationen, in denen man sich danebenbenahm. Bloß was fängt man mit all dem Wissen an? Man achtet besser auf seine Freundschaften. Zum Beispiel auf jene mit Ann-Charlott. Einmal sagte ich zu ihr: »Ach, fick dich doch, Ann-Charlott!« Das erfuhr ich am Morgen meines 47. Geburtstags mit Hilfe einer Sprachnachricht, in der mir Ann-Charlott die Freundschaft netterweise nicht kündigte, wir aber wussten, dass ich Louis Roederer Cristal echt ganz schlecht vertrage. Warum sie sich, Pardon, ficken sollte? Als ich die Nacht im Geiste hundertmal durchgespielt hatte, die Lücken im Hirn sich nach und nach halbwegs geschlossen hatten, fiel mir der Auslöser für meine Äußerung immer noch nicht ein, aber die Vermutung lag nahe, dass es sich um nackte Eifersucht gehandelt hatte. Eifersucht ist leider ein Grundpfeiler meiner Persönlichkeit. Nüchtern kann ich gut mit ihr umgehen, sie fühlen und erkennen, was meine eigenen Geister sind und wann es wirklich Anlass für Misstrauen gibt. Wenn Alkohol ins Spiel kommt, misslingt mir das allerdings in einer Preislage, die mich und andere erschrecken lässt. Das Problem am Alkohol ist ja nicht, dass wir seine Opfer sind, dass er etwas gegen unseren Willen mit uns anstellt, sondern er etwas zum Vorschein bringt, was bereits im Inneren reichlich vorhanden ist. Da aber nicht jeder vor dem Genuss einer Spirituose eine abgeschlossene Gesprächs-, Gestalt- oder Traumatherapie mit anschließender dreijähriger, zweimal wöchentlich stattfindender Analyse hinter sich gebracht hat, gelangen unter Alkoholeinfluss häufig Dinge an die Oberfläche, die unsere Mitmenschen überfordern. So auch an dem Tag, der den Höhepunkt meiner persönlichen Dramalaufbahn darstellte. Alles begann in einer Kirche.

Ich trug zu der Taufe, zu der mich eine Freundin einlud, ein sehr enges, blaues Spitzenkleid von Diane von Fürstenberg, in dem ich kaum atmen konnte, kombiniert mit schwarzen Pumps, in denen ich kaum laufen konnte. Von der ersten Sekunde an fühlte ich mich darin falsch angezogen. Mein Aufzug war völlig überzogen, die anderen Gäste trugen Strickjacken und Ballerinas, ein Kind kam in einer Jogginghose! Nun aber war es zu spät, ich hatte mich so entschieden und musste das aufrecht durchziehen. Ich saß in der zugigen Kirche auf der knüppelharten Bank und spürte die Wahrheit plötzlich so deutlich aufsteigen, dass ich eigentlich direkt nach Hause hätte fahren sollen. Nicht zum Umziehen, sondern generell, um all das hier zu vergessen. Später erzählte mir die Gastgeberin, »alle Männer« hätten gefragt, wer denn die Frau im blauen Spitzenkleid gewesen sei. Vermutlich sorgten sie sich, weil ich bereits vor Atemnot farblich passend blau angelaufen war. Na ja, nicht alle, der eine, um den es mir ging, wusste ja seit fast zwanzig Jahren, wer ich bin. Offensichtlich entgangen war ihm, dass ich seit ein paar Monaten ein Auge auf ihn geworfen hatte. Ich fand ihn plötzlich sexy und interessant, steigerte mich in das Projekt rein, so dass ich leider aus den Augen verlor, dass er gar keins auf mich geworfen hatte. Und auch, dass es sich wieder mal, wie bei beinahe allen Männergeschichten, um eine feine Projektion handelte. Im Sanskrit heißt diese Art der Verblendung Maya, eine Täuschung. Aber egal, wie man die Illusion des Geistes auch nennt, ich verdrängte das altindische Wissen genau in der Sekunde wieder, als ich wenig später bei der Feier mit übereinandergeschlagenen nackten Beinen auf der Fensterbank saß und er mich fragte, ob ich denn keinen Crémant möchte. »Klar, Prost, und wie geht's dir so?« Eine kurze Kommunikation begann, keine echte Verbindung, aber scheißegal, einfach weitermachen, weggucken, weitertrinken, das kann doch nicht wahr sein, dass der mich nicht gut findet! Er ist nur unsicher, er traut sich nicht, du bist eine zu starke Frau, und diese ganze Litanei an Sprüchen, die du dir selbst runterbetest, wenn dich ein Typ links liegenlässt. Ein Nachmittag mit Kindergetobe, Suppe, noch mehr Crémant, Geschenke auspacken, dem Kennenlernen supernetter Leute und einem steifen Nacken vom Schielen, ob er guckt, verging. Dann wurde es Abend, die Kinder bekamen Würstchen mit Pommes, die Erwachsenen Gin mit Tonic. Ich blieb bei Crémant und wollte nicht wahrhaben, was auf dem Tablett lag: Der steht einfach nicht auf dich. Warum fällt es Frauen so schwer, das zu akzeptieren? Oder warum fiel es mir so schwer, das zu schlucken? Warum ging ich nicht einfach in meinem phantastischen Kleid nach Hause, nach einem feinen Nachmittag unter interessanten Menschen und einer entzückenden Gastgeberin, warum musste ich es mir so abholen? Weil Alkohol involviert war. Wer nicht trinkt, achtet besser auf sich. Ich aber trank, weil wir alle tranken, Halleluja! Man wechselte noch in eine Bar. Dort standen wir dicht nebeneinander am Tresen, und ich kann nicht mehr genau nachvollziehen, wie es kam, aber irgendwann heulte ich tatsächlich. Das ist so peinlich, aber eine relativ normale Folge, wenn man in einem angespannten Zustand trinkt. Ich war emotional angespannt, weil ich mich fühlte wie ein Hund, der sich ihm zu Füßen wirft. Der auf dem Rücken liegt, Männchen macht, mit dem Schwanz wedelt, damit er mir Aufmerksamkeit schenkt. Das nachträglich zu erkennen ist bitter und sicher auch ein Puzzleteil, das zu meiner Entscheidung, gar nichts mehr zu trinken, führte. In meiner nachträglichen Wahrnehmung muss ein Streit zwischen uns angefangen haben, was ja eigentlich unmöglich sein kann, weil wir uns kaum kannten. Aber in der Erinnerung war es so: Ich warf ihm vor, er würde sich null für mich interessieren. Er meinte: Ja, stimmt, ich interessiere mich null für dich. Dann folgte mein kurzer tränenreicher Auftritt, und irgendwie brachte ich auch noch müde Kindheitserinnerungen ins Spiel, es vermischte sich alles und wurde zu einem einzigen Kloß aus Schmerz, Selbstmitleid und aufsteigendem Sodbrennen. Er gab zu bedenken: »Vielleicht solltest du nicht so viel trinken.« Ich rastete aus, dass mir niemand, und schon gleich gar nicht er, der sich ja null für mich interessiert, zu sagen hat, was ich tun oder lassen soll. Außerdem würde er doch schließlich mit mir trinken! Dann verließ ich mit dramatischer Geste die Bar, sagte weder tschüs noch danke für all die Gläser und verschwand in ein Taxi. Am anderen Tag besorgte ich mir seine Telefonnummer, schrieb ihm eine Nachricht, in der ich mich für mein Verhalten entschuldigte. Ich schob alles auf einen Filmriss deluxe. Das war nicht ganz gelogen, denn ich bekam nicht mehr recht zusammen, wie die Katastrophe zustande gekommen war. Und was ich und er genau gesagt hatten und ob er denn tatsächlich verraten hatte, dass er sich nicht für mich interessiert, weil Betrunkene sagen doch immer die Wahrheit, nicht? Leider nuscheln sie auch. Meine Nachricht bestand aus mehreren Schachtelsätzen mit Kommata und Semikolon, Gedankenstrichen, Ausrufe- und noch mehr Fragezeichen. Seine aus zweieinhalb Halbsätzen: »Alles gut. Erinnere mich auch nicht mehr. Glaube nicht, dass ich das gesagt habe. Kuss.« Ich zog mich vierundzwanzig Stunden an dem Wort Kuss hoch. Dann bestellte ich ein Detox-Set, bestehend aus unzähligen Kapseln (Antioxidantien, Omega3-Fettsäuren, Flohsamen, Artischocke …), trank ein paar Wochen, mal abgesehen von den pflanzlichen Leber-Nieren-Tropfen, keinen Tropfen, mied die Orte, an denen ich auf ihn treffen würde, und schwor mir, dass mir so etwas im ganzen Leben nie wieder passieren würde!

Ein paar Monate später sahen wir uns wieder, ein reiner Zufall, eine Freundin, die ihn auch kannte, bestand darauf, noch mit ihm in eine Bar zu fahren. Ich wusste nicht, ob er da wirklich Lust zu hatte, zierte mich, weil ich nicht die geringste Lust hatte, weil ich wusste, wohin das alles führen würde. Meine Freundin ließ nicht locker, setzte sich vorne neben ihn in sein Auto, und ich sollte hinten Platz nehmen, als seien sie meine

Eltern. Es fühlte sich alles schräg an, und das blieb es auch. Machen wir es kurz: Am Ende dieses Abends mit etlichen Drinks und feuchten Augen küsste ich ihn zum Abschied kurz. Er stand wie vom Donner gerührt vor mir, als sei er tot. Danach bedankten wir uns via SMS für die vielen, leckeren Gin Basil Smashes und schickten noch ein tootal süüßes Foto von uns beiden. Vielleicht führt nur die richtige Dosis Scham zu einer Veränderung, das Maß war endgültig voll, jetzt konnte es eigentlich nicht mehr schlimmer kommen. Aber es kam schlimmer.

Im Februar darauf flog ich für ein Magazin mit einer Kollegin nach New York, wir tranken Martinis in der Bar des Wythe Hotels in Williamsburg, weil man von der Dachterrasse die atemberaubendste Aussicht auf Manhattan hat. Es war Sonntagnachmittag, die Sonne versank kitschig hinter der Skyline, wir sprachen über den peinlichen Vorfall im vergangenen Oktober, ich schlug immer noch die Hände vors Gesicht, als ich mich daran erinnerte. »Ich vertrage einfach nichts!« Sie guckte mich mit zusammengekniffenen Augen an: »Du kannst ja trinken, aber vielleicht nicht drei Gläser Champagner, sondern nur eins oder zwei. Und vor allem musst du echt mal deine Dämonen in den Griff kriegen, Suse!« Sie klang scharf. Ich fragte mich bis ans Ende unseres Trips, wo sie wohl meine Dämonen kennengelernt hatte.

Im März traf ich zufällig Ann-Charlott auf einem Presseevent, es war der Vorabend meines Geburtstags. Den wollte ich erst am Abend darauf mit einem Essen mit Freundinnen feiern. Ich hatte einen Tisch reserviert, freute mich irre auf die Runde, aber da wusste ich ja noch nicht, dass es mir bis zum Abend so elendig gehen würde, dass ich bereute, überhaupt jemanden eingeladen zu haben. Ann-Charlott und ich hatten Hummeln im Hintern, klar, komm, nur noch einen Drink auf dich vorab, dann gehen wir heim. Schnell erzählt verlief die Nacht so: Wir trafen zufällig meine Flamme. »Mensch, dich habe ich ja lange nicht gesehen!«, sagte er. Ich faselte was von viel unterwegs, Paris, Rom, New York. »Aber in ein paar Stunden habe ich Geburtstag!« Um Mitternacht umarmte man mich, Champagner wurde bestellt und gesabbelt. Es ist gefährlich, wenn man glaubt, etwas zu spüren, eine Anziehung oder eine mysteriöse Bindung, aber sich äußerlich nicht das Geringste abspielt. Man hat keine Belege, nichts Greifbares, nichts, an das man sich klammern kann, bis auf die Hoffnung, die stets zuletzt stirbt. Bis es so weit war, tranken wir alle zusammen: Er, Ann-Charlott, meine vergnügungssüchtigen Dämonen und ich. Wir hatten alle zu viel getankt, die ganze Bar hatte die Lampen an, aber ausschließlich bei mir führte es zu dieser wenig damenhaften Äußerung. Wie gesagt, das erzählte sie mir am anderen Morgen, nachdem wir in getrennten Taxen nach Hause gefahren waren. Der Mann? Den ließ ich wie immer am Tresen zurück. Ohne Tschüs und ohne die Rechnung zu bezahlen. Also rief ich ihn an meinem eigenen Geburtstagsmorgen mit krächzender Stimme an. Noch heute wird mir sogar rückblickend schon beim Erzählen schwindelig von all diesem Blödsinn! Er nahm ab und rief freudig: »Hallooo Anke!« »Äh, Anke? Nee, hier ist eigentlich Suse. Sag mal, bin ich gestern etwa abgehauen, ohne zu zahlen?« Das wusste er auch nicht mehr so genau, aber nein, Ann-Charlott (immerhin erinnerte er noch ihren Namen) hatte doch die Rechnung bezahlt. Er wirkte verdattert, was auch daran gelegen haben mag, dass ich nicht Anke war und er meine Nummer offenbar unter einer anderen Frau abgespeichert hatte.

Ein halbes Jahr später begegnen wir uns noch einmal, in der gleichen Bar, an der gleichen Stelle. Es ist wieder Oktober, und ich bin zu einem Whisky-Tasting eingeladen. Nur, dass ich jetzt keinen Whisky mehr trinke, also mixt mir der Barmann eine Basilikum-Limonade und später noch einen Cocktail mit Beerenfrüchten. Er wird mit einem Strohhalm serviert, und ich bekomme kurz einen Schreck, als ich daraus trinke: Bloß nicht aus dem Strohhalm trinken, dann wirst du so schnell betrunken. Aber es besteht keine Gefahr mehr. Der Chef dieser weltweit ausgezeichneten Bar sagt: »Jaja, man spricht zwar immer von einem Genussmittel, aber man muss echt aufpassen mit Alkohol.« Er macht ein ernstes Gesicht, eins, das versteht. Barmänner trinken in der Regel am wenigstens von allen. Sie sind ja Abend für Abend Zeuge des Spektakels, das ihre Kreationen auslöst. Ich winke dem Mann, der mich für Anke hält, freundlich zu, ein Strahlen, ein »Hallo, wie geht's?« von beiden Seiten, das obligatorische »Dich habe ich ja lange nicht gesehen!« und still feststellen, dass das vermutlich auch besser so war, weil wir uns nichts zu sagen haben. Später aus der Entfernung und mit berauschend klarem Kopf sehe ich ihn zum allerersten Mal als das, was er immer war: ein Unbekannter, der nie das Geringste mit meinen Gespenstern zu tun haben wollte. Ich verlasse diese Bar, in der ich früher so oft gewesen bin, zum ersten Mal nüchtern. Vielleicht bin ich überhaupt der erste Mensch, der sie nüchtern verlässt. Ganz sicher aber bin ich die erste Frau, die dabei eine Lammfell-Sattelhusse in der Hand hält, auf ihr Fahrrad vor der Tür steigt, durch die gefrorene Nacht heimfährt und »Brand New Me« von Alicia Keys singt. Keine Ahnung, warum mir ausgerechnet der Song in den Kopf steigt, aber der beste Beweis: Ich kann auch stocknüchtern noch hochdramatisch sein. Bloß, dass die einzige Folge dieser Theatralik ein rosiger Teint statt Schamesröte ist.

Gewinn- und Verlustrechnung

Alkohol vermag Sachen unsichtbar zu machen, mit ihm fühlt sich sogar Nacktsein an, als habe man ein Superwoman-Cape um, das einen vor kritischen Blicken und dem Eindringen in tiefere Schichten schützt. Der Seele, meine ich, nicht des Körpers!

Bevor ich meine Jungfräulichkeit verlor, gab es Pfannkuchen mit Himbeermarmelade und dazu Rotwein. Ich war siebzehn Jahre alt und der Einladung eines Sylter Life-Guards in seinen Surfbus gefolgt. Während wir ausgezogen in seiner Kajüte lagen, schwärmte er von seiner Exfreundin, die gerade als Au-pair in Kalifornien war. Danach lief ich durch die Dünen zurück zu dem Ferienhaus, in dem ich für zwei Wochen zum Babysitten engagiert war. Es gibt ein Foto vom Tag danach. Ich sitze in einem langen, schwarzen Wollpullover und nackten, braunen Beinen im Wintergarten des Reetdachhauses und halte in der Hand ein Glas Cognac. Den hatte mir der Vater der Familie eingeschenkt, warum, ist mir noch heute unklar, aber ich denke, ich wirkte nach dem Intermezzo mit dem Beachboy todunglücklich. Männerdramen und Alkohol gehen immer Hand in Hand, eigentlich bei jeder Frau, die mir jemals begegnete. Bevor Jungs eine Rolle spielten, trank ich nicht. Die Faszination von Alkohol und dem anderen Geschlecht findet bei den meisten Jugendlichen gleichzeitig statt. Das bedeutet, dass ich mit Beginn der Pubertät anfing, ab und zu Alkohol zu trinken. Vor kurzem fragte mich eine Freundin, ob ich mich erinnern würde, wie wir uns als junge Frauen an unserem eigenen melodramatischen Spiegelbild ergötzten, in der einen Hand eine Marlboro Light, in der anderen ein Glas Frascati, der aus den unteren Regalfächern des Supermarkts stammte. Und wie man sich dabei zuguckte, wie filmreif es aussah, wenn die Tränen endlich aus den Augenwinkeln tropften und die Wimperntusche in schwarzen Bächen die Wangen runterrann. Wenn er es doch nur sehen könnte! Der Sylter Bademeister sah es nicht, also schrieb ich ihm einen Brief, den ich ihm am Tag der Abreise dann doch nicht gab, weswegen ich ihn noch lange Zeit in einem Karton aufbewahrte mit all den anderen unabgeschickten Liebesbriefen. Zurückzuhalten, wer ich bin, und stattdessen ein cooles Ich anzubieten, wurde schnell zu meiner zweiten Natur. Männer nannten das Mauer, und manche machten es sich zur Aufgabe, sie zum Einstürzen zu bringen. Ein Schutzwall erfüllt einen wichtigen Zweck: Er erlaubt, dass man dahinter alleine bleiben kann. Er verhindert Nähe. Was er nicht verhindert, sind One-Night-Stands, weswegen sie beliebte Mittel sind, um Sex ohne Verbindung zu haben. Alkohol spielt bei losen Abenteuern immer eine Rolle, ich kenne niemanden, der morgens neben einem Fremden aufwachte, ohne mindestens drei Drinks intus gehabt zu haben. Es ist mehr als nur ein Mut-Antrinken, Alkohol hat eine viel zentralere Aufgabe beim Sex, als bloß Hemmungen fallen zu lassen: Er ist Klebstoff, täuscht Intimität vor, manchmal dient er zur Kontaktaufnahme, als Vorspiel, als Autoerotik funktioniert er wie geschmiert, oft wirkt er wie ein Versprechen. Alkohol in Hinblick auf Dates aufzugeben fühlt sich an, als verliere man seinen besten Freund, seinen Sexpartner und seine Libido am gleichen Tag. Er war in selbstgewählten Momenten meine Rüstung, und ich entschied, wann ich Rüstzeug brauchte und wann nicht.

Auf der anderen Seite verliert man mit seiner Unterstützung auch eine Menge. Unvergessen die Nacht, als meine Céline-Tasche abhanden- und mein wahres Alter unter der 4000-Watt-Glühbirne einer Hamburger Polizeistation zum Vorschein kam. Wenn Menschen dich verlassen, geht dir ja naturgemäß Stolz, Sicherheit, Liebe und manchmal auch das gemeinsame Ehebett flöten. Als ich den Verlust all dessen vor vielen Jahren mehr oder weniger elegant und mit der Unterstützung eines Schnaps zum Frühstück überlebt hatte, flog ich nach Fuerteventura. Es gab in meinem Leben exakt einen Kalendertag, an dem ich vormittags Hochprozentiges trank. Den Wodka fand ich im leeren Eisfach, nachdem mein Mann gegangen war. Ich betäubte mich außerdem mit einer kleinen, schwarzen Céline-Tasche, die auch einen Namen hatte, den ich leider in meinem Schock sofort wieder vergaß. Sie kostete so viel wie eine Scheidung, aber war weitaus aparter. Wir, die Tasche, mein Sohn und ich, reisten also auf die Kanaren. Es war mittlerweile März, ein halbes Jahr vergangen, und ich hatte kapiert, dass ein Riss durch mein Leben gegangen war, der nicht mehr zu kitten war. Nach einer Woche im Ferienclub hatte ich einen Sonnenbrand, eine leichte Aperol-Spritz-Vergiftung und bei meiner Rückkehr im kalten Hamburg direkt eine Verabredung mit meiner Freundin Marie. Ich weiß nicht, was einen an solchen Abenden reitet, wenn man aus dem Urlaub heimkommt. Es muss so was sein wie eine Überdosis Entspannung im Körper, eine Art Ventil, weil man es nicht aushält, so fürchterlich unangespannt zu sein. Als bräuchte man haushohe Wellen, ein wenig Gefahr, ganz egal, Hauptsache etwas, das einem das Gefühl gibt, am Leben zu sein. Eine andere Möglichkeit, seinen eigenen Körper zu spüren, wäre beispielsweise, auf einen Baum zu klettern oder ein Basen-Bad zu nehmen. Aber wer macht das denn mitten in der Nacht, wenn man am Küchentisch sitzt und bereits eine Flasche Crémant geleert hat? Meist beginnen solche Vollkatastrophennächte mit dem Einwand: »Aber ich habe doch noch nicht mal meine Beine rasiert!« Was mit Sicherheit von einer der Anwesenden mit dem Satz: »Na, du weißt ja, das werden immer die besten Nächte!«, kommentiert wird, weil die angebliche Abwesenheit jeglicher Erwartungen in Kombination mit stoppeligen Beinen als ein Garant für ein Bombenabenteuer gehandelt wird. Meine Freundin hatte eine Einkaufstasche dabei, in der sich eine Gurke, eine Flasche Pimms und eine Flasche Gingerale befanden. Nach dem dritten Pimms sprangen wir in ein Taxi, angetrieben von dem Gefühl, alles sei möglich.

Wir tuschten uns die Wimpern auf der Fahrt in einen Club, den ich eigentlich niemals betreten wollte. Es war irre heiß und voll in dem Bumsschuppen, die Männer trugen Streifenhemden und Pullis verknotet um die Schultern. Es lief Musik, zu der ich unter normalen Umständen nicht mal mit dem Kopf gewippt hätte. Genau aus diesen Zutaten werden die legendärsten Abende und die tiefsten Abstürze gemacht. Noch ein paar Gin Tonic obendrauf und dann alle anschnallen. Statt mich anzuschnallen, ließ ich mich von einem Typen anquatschen, der große Ähnlichkeit mit Ashton Kutcher hatte. Man muss vielleicht noch erwähnen, dass ich zu diesem Zeitpunkt schon leicht verschwommen sah. Regel Nummer eins: Männer, die dir in der Nacht ins Ohr flüstern, wie sensationell gut du aussiehst, und dann fragen, wie alt du bist, sollten gemieden werden. Ich blieb und bestellte mit großer Geste noch eine Runde Drinks, während Marie irgendwo im Nebel auf der zwei Quadratmeter großen Tanzfläche verschwand und mir zurief, ich solle auf ihre Tasche aufpassen. Was dann folgte, lässt sich am besten mit dem Wort Balz beschreiben. Balz ist ja die Bezeichnung für das Vorspiel bei Tieren. Im übertragenen Sinne bedeutet es, dass jede beiläufige Berührung und jedes Wort nur einem einzigen Zweck dienen: den einvernehmlichen Geschlechtsverkehr herbeizuführen. Was im Vogelreich funktioniert, klappte an einem Freitagabend in einer Popper-Disco allemal.

Das Nächste, an das ich mich entsinne, war, dass ich mit Ashton knutschend am Tresen stand und eine ziemlich gute Zeit hatte.

Das Übernächste, dass meine kleine, wunderschöne, scheißteure Céline-Bag nicht mehr zwischen meinen Beinen lag. Die folgenden Sekunden verbrachte ich damit, fluchend auf allen vieren unter der Bar nach ihr zu suchen, während Ashton versuchte, mich zu beruhigen, sie würde sicher gleich auftauchen, woraufhin ich ihn zusammenfaltete, wie man so naiv sein kann. Und mich selbst ohrfeigte, wie man so dämlich sein kann. In diesem Moment wurde der Laden hell erleuchtet, und mit einem Schlag war allen klar: The party is over. Und mir: Der sieht ja gar nicht aus wie Ashton! Marie war längst samt ihrer eigenen Tasche nach Hause gegangen, und ich hatte weder Handy noch Haustürschlüssel, nicht mal einen Cent, um ein Taxi zu nehmen, aber glücklicherweise den Jüngling am Arm, der mich zur nächsten Polizeidienststelle begleitete, wo mich ein Beamter des Kommissariats 14 unter einer Neonröhre verhörte: Name, Wohnort, Geburtsdatum. Äh, Geburtsdatum? Ich fühlte mich wie Mrs Robinson aus der Reifeprüfung. Den Rest der Nacht verbrachten wir im Treppenhaus vor meiner Wohnungstür, wo wir zwei geschlagene Stunden auf den Schlüsseldienst warteten und ich befürchtete, dass die Nachbarn aufwachen, die dressierten Papis Brötchen holen und mich mit einer Laufmasche in der Strumpfhose und Ashton auf dem Treppenabsatz vorfinden. Als der Schlüsseldienst schließlich anrückte, die Tür endlich auf- und alle Kreditkarten gesperrt waren, war es sieben Uhr morgens. Ich wollte nur noch ins Bett. Mittlerweile lieber alleine als mit ihm. Beides scheiterte daran, dass ich vergessen hatte, dass das Ehebett in Absprache mit mir in meiner Abwesenheit bei ebay längst versteigert wurde. Das Schlafzimmer hallte, es stand nichts darin, wir im Türrahmen, und mein Blick fiel auf den kackbraunen Fleck, der zurückgeblieben war von dem hässlichen Morgen im August im Jahr zuvor, als ich die volle Teetasse gegen die Wand geschleudert hatte.

Wenn ich höre, dass eine Frau etwas verloren hat, weiß ich immer gleich, was dahintersteckt. Dazu muss man kein Kripobeamter sein, um zu wissen, dass man nüchtern einfach seine sieben Sachen zusammenhält. Ja, es kann einen immer noch das Pech ereilen, dass einem etwas gestohlen wird, aber meistens verbirgt sich hinter dem Verlust von Sachgegenständen ein Glas zu viel. Schön auch die Geschichte einer Bekannten, die nach einem Abend am nächsten Morgen ihr Fahrrad vermisste, es nach tagelangem Suchen und Rekonstruieren bei der Polizei und Versicherung als gestohlen meldete, bis sie es Wochen später vor einer Kneipe entdeckte. Es war ordentlich angeschlossen, intakt und mitnichten entwendet. Letzten Sommer hätte ich beinahe auch mal wieder etwas verloren, aber verdankte es meiner Alarmbereitschaft und dem abrupten Umstieg auf Wasser mitten in der Nacht, dass ich es zurückbekam. Es gibt ja so unendlich viele Beispiele, in denen Frauen ihre Gefühle mit Alkohol tapezieren, die Zügel loslassen und infolgedessen den Überblick verlieren. Männer tun das sicher auch, aber davon weiß ich einfach weniger. Es gibt rührende Geschichten, hässliche, brutale, zum Brüllen komische, zum Kotzen traurige und manche, aus denen man fürs Leben lernt. Zum Beispiel die Nacht mit dem Typen aus Berlin im Juli 2016, der mir in einem Restaurant von Freunden vorgestellt wurde und der irgendwann so blau war, dass bei mir, wäre ich bei Verstand gewesen, alle Alarmglocken hätten bimmeln müssen. Taten sie aber nicht, was damit zusammenhing, dass wir uns die halbe Nacht durch das Spirituosenmenü einer Berliner Bar tranken. Bis ich spürte, dass die Sache etwas aus dem Ruder lief, und abrupt auf Wasser umstieg. Der Rest der Partygesellschaft machte mit der Druckbetankung weiter. Ich hätte alleine zurück ins Hotel fahren sollen, aber mich reizte dieser attraktiv verloren wirkende Mann, der wie von Sinnen an mir klebte. Schön auch, dass mir entging, dass er nicht meinetwegen von Sinnen, sondern nur sternhagelvoll war. Je betrunkener alle um mich herum wurden, umso klarer wurde ich. Mir war, als müsse wenigstens eine von uns einen kühlen Kopf bewahren. Seltsamerweise führte diese Klarheit nicht dazu auszusteigen, sondern ihn nach Hause zu begleiten. Den zweiten, sehr kurzen Teil der Nacht verbrachten wir halbnackt auf seiner Sofalandschaft. Er hatte Geburtstag und roch so lecker. Das Problem bei alkoholisiertem Sex ist leider, dass es nicht mehr funktioniert, wenn einer von beiden auf einem anderen Level ist. Wenn beide angetrunken sind, kriegt man das ja nicht so glasklar mit, aber wenn einer nüchtern und der andere lattenstramm ist, wird's komisch. Als die Vögel bereits zwitscherten, stand er mit Augen auf Halbmast vor mir und sagte: »Ich mag dich irgendwie.« Und ich dachte: Du weißt doch gar nicht, wer ich bin.

Am frühen Morgen schlich ich mich aus seiner Wohnung, vergaß meinen Delfina-Delettrez-Ohrring neben seinem Bett, und während ich bei Sonnenaufgang mit einem Augen-Make-up wie Hildegard Knef durch Berlin-Mitte stöckelte, fühlte ich mich wie ein schlechter Cocktail: anfangs lecker und zum Schluss ekelhaft. Ich brauchte Wochen, um diese Nacht seelisch abzubauen, emotionale Kater sind die schlimmsten. Meinen Ohrring holte ich am Nachmittag bei ihm ab. Er öffnete mir die Tür in Boxershorts, und als ich beinahe noch mit einem Birkenstock im Treppenhaus stand, hing mir mein Overall schon aufgeknöpft in den Kniekehlen. Es hätte richtig geil werden können, wenn nicht ein klitzekleines Detail alles vermasselt hätte: ich. Es hatte nichts mit ihm zu tun, irgendwas gefiel mir bloß nicht an der Weise, wie ich mich fühlte. Ich wusste, dass die Frau, die mit dem verkaterten Mann in die Kiste steigen würde, nicht die war, die ich wirklich bin. Worauf ich Lust hatte, war kein Quickie, sondern Leidenschaft. Diese beiden Sachen werden häufig verwechselt. Aber das Tempo, mit dem man sich die Kleider vom Leib reißt, ist kein Indiz für Hingabe.

In die Kiste steigen, das klingt nach Siebziger-Jahre-Kommune, da passt folgender Gedanke gut: In der Tradition des White Tantra Yoga gibt es eine Übung, bei der man sich gegenübersitzt, sich an den Händen fasst und die Augen geöffnet hält. Das musste ich kürzlich im Rahmen einer Meditation machen. Bei dem Wort Partnerübung kriege ich immer schon einen Rappel, mir ist das unangenehm, und die Partner wirken meist so, als ginge es ihnen genau wie mir. Ich hatte eine Partnerin, wir saßen uns also im Schneidersitz auf unseren Matten gegenüber, verhakten die Finger ineinander und starrten uns in die Augen. Die Lehrerin gab Instruktionen, man solle sich nicht anlächeln oder anders freundlich ermuntern, sondern einen neutralen Gesichtsausdruck machen. Also wohl so gucken wie auf einem biometrischen Passbild. Elf Minuten sind eine verdammt lange Zeit. Erst kichert man, weil es so unfassbar komisch und peinlich ist. Was dann folgt, ist der Wahnsinn: Man wird nackt, splitternackt, ausgezogen bis auf die Haut, als ob alle Schleier nach und nach fallen. Die eigenen und die des Gegenübers. Es erfordert Anstrengung, den Blick zu halten, nicht auszuweichen, nicht wegzugucken und dem Impuls zu widerstehen, die Augen zu schließen. Es findet eine tiefe Verbindung statt und eine unerträgliche Nähe mit einem Fremden, die man im Kopf nicht aushält. Hätte ich von der Wirksamkeit dieser kleinen Übung schon damals gewusst, hätte ich sie am Nachmittag in Berlin als Vorspiel vorschlagen können, um uns wirklich näher zu kommen, statt nur die Hosen runterzulassen. Aber das Setting passte auch nicht wirklich, im Fernseher lief »ALF«, er hing in den Seilen in Unterhose auf seiner durchgenudelten Couch rum, mir wurde auch kein Chai-Tee angeboten und mein Zug fuhr in anderthalb Stunden. Andererseits: Elf Minuten, das ist auch nicht länger als eine schnelle Nummer. Ich lehnte ab, sagte höflich »Nein danke« zum Sex, so wie ich später »Nein danke« zu Alkohol sagen würde, steckte meinen Ohrring ein und ging. Als die Haustür hinter mir ins Schloss fiel, bereute ich es bereits. Ich mochte ihn. Und wusste gar nicht, wer er war. Aber ich lief aufrecht weiter, wie ein Roboter, kämpfte gegen die Stimme in mir an, die beschwor, dass ich doch wohl total bescheuert bin. In einem Schaufenster sah ich im Vorbeigehen wunderschöne Vintage-Kimonos, ich betrat den Laden ferngesteuert und kaufte den erstbesten für 300 Euro, weil ich meinen Zug nicht verpassen durfte. Es war wie ein innerer Zwang, eine Wiedergutmachung, ein Ersatz, als würde die lilafarbene Seide eines Fünfziger-Jahre-Kimonos die gleiche Wirkung auf Körper und Seele haben wie sich elf Minuten lang tief in die Augen geschaut zu haben. Seit dem Tag hängt er ungetragen im Schrank, wie ein Souvenir aus einem fernen Land, das man nur mal kurz auf der Durchreise besucht hat.

SEX, MAL GANZ NÜCHTERN BETRACHTET

ALS der Franzose in mein Leben kam, trank ich noch. Wir hatten einen knackigen Sommer, liegend mit ein paar Flaschen Rosé am See, Pastis im Stehen und viel Sex in allen Lagen in den französischen Alpen, in New York und Hamburg. Franzosen halten Wein ja auch nicht für Alkohol und trinken ihn schon vor dem Mittagessen, wenn es sich ergibt. Bei unserem ersten Date kauften wir im Supermarkt zwei Flaschen pisswarmen Wein, den wir im See zwischen Steinen und tobenden Kindern kühlten. Beim zweiten Treffen bestiegen wir einen 2000 Meter hohen Berg in den französischen Alpen. Im Rucksack befand sich eine angebrochene Flasche Wein. Ich wunderte mich darüber, aber der Franzose meinte, das würden alle Bergsteiger so handhaben. Wir tranken einen Plastikbecher voll beim Aufstieg und einen beim Abstieg. Ich bestieg den Berg leichtfüßig in meinen Sneakern, war stolz und glücklich, meinen Körper mal wieder so richtig zu fühlen, und fiel nach fünf Stunden Marsch, einer heißen Dusche und einem großen Glas Rotwein ins Bett. Wir gingen mit Dosenbier an Bord eines kleinen Motorbootes, wir fuhren Auto mit einer Flasche Wein zwischen die Schenkel geklemmt und hörten laut das Album »Summer 08« von Metronomy, wir tranken Whisky Sour in einer Bar auf Sankt Pauli und Rotwein im 31. Stockwerk eines Hotels auf der Upper East Side. Und dann war der Sommer 16 endgültig vorbei, und ich hörte ohne Vorwarnung vom einen auf den anderen Tag mit all dem auf. Als das nächste

Wiedersehen näher rückt, schreibe ich ihm eine Nachricht: »Ich werde nichts mehr trinken. Du machst natürlich, was du willst. Keine Sorge: Der Kühlschrank wird voller Bier sein.« Er sagt: »Bon!« Für ihn keine große Sache, für mich eine Prüfung. Was passiert, wenn wir uns 24 Stunden von 24 nüchtern begegnen? Was, wenn ich ohne Alkohol nicht mehr den Augenblick verlassen, ihm nicht mehr entfliehen, ihn nicht schmutziger, schmackhafter, wilder oder softer machen kann? Wie wird es sich anfühlen, nicht mehr nach Gläsern zu greifen, um mich selbst stärker, souveräner, schöner, interessanter zu fühlen – und für ihn zu machen? Und wie findet man in Zukunft eine gemeinsame Flughöhe mit einem Partner, der sich den Drink womöglich nicht nehmen lassen will? Wird unser Zusammentreffen langweilig sein ohne gemeinsame Barbesuche? Oder bin ich es am Ende? Wird er mich auch sexy finden, oder war ich beschwipst anziehender, weil Männer tief im Inneren eben doch auf Drama und unberechenbare Diven stehen? Was mich aber von all dem am meisten quält, ist: Werde ich noch auf ihn stehen? Als ich mir all diese Fragen noch immer nicht beantwortet habe, steht er vor der Tür.

Wie viele andere Frauen war ich es auch beim Flirten gewohnt, mich an einem Drink festzuhalten. Auch zur Dating-Routine gehört er. Man schminkt sich, hört Musik dabei, zieht sich zehnmal um, dreht sich vor dem Spiegel und dazu schenkt man sich ein Glas ein. Und selbst wenn das Date ein Desaster wird, hatte man vorab einen guten Moment mit sich selbst. Wie attraktiv ich mich noch fühle, wenn ich eine Apfelschorle umklammere, konnte ich selbst nicht einschätzen. Alkohol gehört unweigerlich zum Aufreizen, oder warum hört man so häufig von Männern: »Was, du trinkst nichts? Hast wohl Angst, die Kontrolle zu verlieren!« Als ich gerade erst eine Woche nichts getrunken hatte, hielt mir der Gastgeber bei einem Abendessen ein Glas Cava hin. Ich lächelte: »Nein danke, für mich nur Wasser.« Er schüttelte den Kopf, als sei ich eine frigide Wahnsinnige, die immer neue Flausen im Kopf hat. Er fragte, ich zitiere: »Aber sonst bist du schon noch allen sinnlichen Vergnügungen zugetan?« Sein Gesicht war dabei spöttisch, und er wirkte gleichzeitig so, als hätte ich ihm einen Korb gegeben. Dabei hatte ich doch nur nein zu seinem schlappen Schaumwein gesagt. Ist Sinnlichkeit, aus maskuliner Sicht, eigentlich gekoppelt an die weibliche Bereitschaft, munter das Bewusstsein zu verlieren? Wenn dem so ist: Ausgezeichnet! Denn dann will ich erst recht herausfinden, was Lust für mich bedeutet. An diesem Abend nahm ich mir vor, in Zukunft allen Männern, die solchen Mist loslassen, freundlich zu erwidern: »Nein, du Armleuchter, ich habe nur kein Interesse daran, morgen früh aus Versehen neben dir aufzuwachen!«

Auf den ersten Blick ist das weibliche Trinken auch ein wichtiger Teil unserer Emanzipation. »Was ihr Männer könnt, können wir Frauen schon lange.« Oder: »Wir saufen euch unter den Tisch, wenn es uns Spaß macht, Jungs!« Das ist wohl so eine Art Machtkampf. Das gemeinsame Trinken von Männern und Frauen in der Gesellschaft ist zumindest in Europa keine Revolution mehr. Haben wir es wirklich nötig, zu demonstrieren, dass wir harte Kerle sind? Ja, manchmal ja. Ich werde nie vergessen, als ich mal mit einem berühmten Sänger in einem Hamburger Restaurant zu einem Interview verabredet war. Er redete viel und schnell und bestellte irgendwann ungefragt

Schnäpse, von denen ich rasend schnell betrunken wurde. Man sollte nicht trinken während der Arbeit, aber es hätte doch unsere gerade erst mühsam aufgebaute scheinbare Nähe kaputtgemacht, wenn ich ihn alleine seinen Marillenbrand hätte runterkippen lassen. Irgendwann war ich so tüdelig im Kopf, dass ich Mühe hatte zu folgen und froh war, als der Abend endlich geschafft war. Ich fühlte mich interessanterweise nur in dem Moment wie ein cooler Hund, als ich den Schnaps schnell runterstürzte. Kurz danach war es schon vorbei, und ein anderes Gefühl überkam mich, das mir peinlich war: Ich soff mit ihm, um ihm zu gefallen, und verlor meine Professionalität. Meine Konzentration war im Eimer, und ich ließ zu, dass er die Führung übernahm. Später traf er eine Kollegin von mir und erzählte, er habe mich unter den Tisch getrunken. Dieser männliche Triumph ist vielleicht auch heute noch ein Überbleibsel aus der Zeit, als sie uns an den Haaren in die Höhle zerrten. Ich möchte nirgendwo mehr hingezerrt werden, sondern Herr meiner Gedanken, Worte und Taten sein. Je länger ich nichts trinke, umso schärfer funktioniert mein Bullshit-Detektor, der mir ohne viele Worte immer öfter klarmacht: Pass gut auf dich auf, Herzchen!

Keinen Off-Schalter zum Ausknipsen der Realität mehr zu haben ist in vielerlei Hinsicht bestürzend, besonders beängstigend jedoch, wenn es zum Sex kommt. Um diesen Schalter zu haben, braucht es kein Komasaufen, dazu genügt bereits ein Aperitif. Denn was ich meine, ist ja nicht, dass ich mich sonst bewusstlos gesoffen habe, um die Wirklichkeit zu ertragen, sondern dass Alkohol auch in den geringsten Mengen einen Weichzeichner auf die Tatsachen legt. Das betrifft den eigenen

Körper, den des Partners, die eigenen Empfindungen, die Intensität der Berührungen, die An- oder Abwesenheit von Intimität, all das, was mit den Sinnen zu tun hat. Wenn die Sinne ohne Filter funktionieren, ist das erst mal eine verwirrende Erfahrung. Okay, bevor Fragen aufkommen: Selbstverständlich hatte ich in meinem Leben Sex, ohne vorher etwas getrunken zu haben! Dennoch verleiht Alkohol allen Dingen und Augenblicken mehr Bedeutung, er beschönigt und verändert die Emotionalität, und wir würden lügen, wenn wir abstreiten, dass er das auch beim Sex tut. Und lange, bevor es dazu kommt, suggeriert er uns so viel, die Botschaften erreichen unser Unterbewusstsein, ohne dass wir es verhindern könnten. In einem Schaufenster sah ich gerade erst kleine Rosé-Champagner-Flaschen, die einen Anhänger trugen mit dem Satz: »Do more of what makes you happy.« Vielleicht könnte man das *happy* auch durch *horny* ersetzen. Alles, was uns guttut, sollte man unbedingt mehr tun, das stimmt schon. Aber dass pinkfarbener Alkohol mit Bubbles tief befriedigt, bezweifle ich. Dass wir ihn dennoch dringend brauchen, um Männer an Land zu ziehen, wird Frauen genauso suggeriert wie die vermeintlich relevanten Attribute straffe Haut und ein perfekter Hintern. Was wird Frauen eigentlich weisgemacht? Es gibt auch Etiketten, die man auf Weinflaschen kleben kann mit der Aufforderung: »Be naked when I come home« oder »Watt mutt, datt mutt«. Augen zu und durch, oder was soll das bedeuten? Auf der Terrasse eines Restaurants hing mal so ein altmodisches Emailleschild, auf dem ein Mann abgebildet war, der mit dem Finger auf einen zeigte und verriet: »I only drink to make you more interesting.« Das YOU war in Großbuchstaben gedruckt. Sich Menschen schöner und Abenteuer abenteuerlicher zu trinken, ist ein beliebtes Verfahren. In letzter Zeit fällt mir auch immer wieder die schlimme Bierreklame ein, in der ein Typ seiner französischen Liebhaberin ein Päckchen zukommen lässt. In dem Päckchen sind eine Flasche Weizenbier und ein Spitzen-BH (oder war es ein Höschen?), und diese laszive Frauenstimme sagt aus dem Off mit fürchterlich überzogenem französischem Akzent: »Eine Flasche von die Bier, die sooo schön att geprickelt in meine Bauchnabell.« Keine Ahnung, wer sich beim Liebesspiel ein großes Hefeweizen in den Bauchnabel schüttet, als käme er gerade vom Squashen, um es total sinnlich abzulecken. Aber ich weiß, dass genau solche debile Werbung dazu führt, dass ich fürchte, nüchtern nie wieder Spaß zu haben. Das ist traurig, aber wahr.

Als der Franzose schließlich eintrifft, drehe ich ihm im Bett den Rücken zu und kämpfe mit den Tränen, weil ich gerne einen Rotwein trinken würde, so wie manche Menschen eine Zigarette danach wollen. Vielleicht auch nur, weil mir meine Isolation zum ersten Mal so deutlich wird. Obwohl er nah neben mir liegt, bin ich alleine, ist das immer so gewesen? Später fragt er, wie es mir geht. Ich sage: Traurig, glücklich, wütend, einsam, irritiert, unsicher, stolz, alles bin ich. Das Einzige, was ich an diesem Wochenende mit ihm nicht bin: beduselt. Und das hat eine Umstellung in meinem Kopf zur Folge: Wie ich mich fühle, ist wie ich mich fühle. Wie ich mich fühle, ist alles, was ich zur Verfügung habe. Wie ich mich fühle, ist die Realität. Ich lasse es zu, beobachte es, spüre genauer hin, lasse nichts aus, so wie man ein mehrgängiges Menü testet. Die veraltete Formulierung »intim miteinander werden« ist eigentlich gar nicht so schlecht, das Problem ist nur, dass Intimität häufig gar nicht zustande kommt, weil die Beteiligten des Liebesaktes mit der Linderung ihrer Geilheit beschäftigt sind. Daran ist überhaupt nichts falsch, es gibt durchaus Situationen, in denen es hilfreich ist, nichts als die Triebe zu befriedigen. Mit wahrer Intimität hat das aber nichts zu tun. Das lateinische Wort »intimus« bedeutet wörtlich »Dem Rand am fernsten« oder »am weitesten innen«. Sicher Auslegungssache, aber ich denke nicht, dass damit eine möglichst tiefe Penetration gemeint ist. Zu der müsste ja auch jeder Mann die gleichen Mittel haben, und jene mit einem schmächtigen Glied wären dann klar im Nachteil, wenn es zur Intimität kommt. Ich drifte hier gerade etwas ab, was ich sagen will: Der Zustand tiefster Vertrautheit ist die Eingangspforte zum Paradies und zu multiplen Orgasmen. Es gibt ja diesen vermeintlich lustigen Spruch: Keine große Lovestory begann jemals bei einem Salat. Das mag sein, aber leider auch niemals im Vollsuff.

Nach ein paar Tagen zusammen mit dem Franzosen schwindet der Wunsch nach Drinks. Der Erfolg meiner alkoholischen Enthaltsamkeit gibt mir mehr Befriedigung als ein Schwips. Entferne Alkohol aus einer Beziehung und es passiert Magie, nicht nur im Bett, sondern auf allen Ebenen. Beinahe alles, was man sich durch das Trinken nämlich erhofft, erreicht man, indem man es bleiben lässt: Harmonie, Entspannung und Nähe.

Vorletzte Nacht hörte ich eine Frau in der Nachbarschaft schreien. Ich wurde wach von ihrem Gejaule. Lief in meiner Wohnung rum, um herauszufinden, woher die Stimme, die in Not zu sein schien, kam. Dann hörte ich Schranktüren knallen, laute Schläge gegen die Wand, als würde jemand ein Billyregal montieren. Es war drei Uhr nachts. Und dann verstand ich: Das ist Sex. Ob sich das gut für sie anfühlte? Ich war nicht ganz überzeugt, aber so wie sie schrie, schien der Mann hart zu ackern. Er machte jedoch keinen Pieps. Ihre Schreie klangen gequält, vielleicht lag es auch am Billyregal, das irgendwie ins Liebemachen involviert war. Nicht falsch verstehen, ich liege nicht jedes Wochenende auf der Lauer, wer sich wann in meinem Haus auf welche Weise in welchem Rauschzustand verlustiert, aber die Art der Geräuschkulisse machte es mir schwer, nicht hinzuhören. Ich kann mittlerweile sagen, wie sich betrunkener (übertrieben laut) und nüchterner Sex anhört, mit dieser Fähigkeit hätte ich bei »Wetten, dass ..?« sicher gute Chancen gehabt.

Einer angezählt, der andere voll bei der Sache ist hingegen eine Katastrophe. Beide komplett nüchtern ist das Beste! Heute würde ich sogar so weit gehen zu behaupten, nie wieder Sex haben zu wollen, wenn Alkohol involviert ist. Nicht aus moralischen oder religiösen Gründen, sondern weil ich einfach um die Qualitätssteigerung weiß. Monate später fragt mich der Franzose eines Abends am Telefon, ob ich denn nun rausgefunden habe, warum ich überhaupt Alkohol getrunken habe. Ich kann ihm das nicht in einem Satz beantworten, weil es so vielschichtig ist. Er schon, er kann das von sich sagen. Er trinkt, damit es ihm nicht langweilig ist. Ich bekomme kurz Panik: Shit, bin ich ihm zu langweilig ohne Alkohol? Denn, was definitiv aufhört ohne, ist dieser zuckende Wahnsinn, die Achterbahnfahrten, die nächtlichen, sexy Anrufe, um das eigene Ego zu befriedigen, die einfach ausfallen nach einer Flasche Mate-Tee. Es sei denn, man trinkt einen großen Schluck ab, kauft sich am Kiosk einen Mini-Wodka und kippt den in den Mate-Tee. Nennt sich Mate-Turbo; in diesen Drink-Trend weihte mich kürzlich meine junge Kollegin Aminata ein.

Ohne solche Tricks bleibt anfangs bei mir das mulmige Gefühl, nun entsetzlich reizlos zu sein. Was so schnell auch nicht mehr passieren wird, ist die Aussicht auf einen flotten Dreier. Als der Franzose mich das allererste Mal in Hamburg besuchte, waren wir am Abend bei einer Freundin eingeladen. Wir brachten Kartons voll Pizza mit, um ihren Tisch saßen bereits weitere Freundinnen und auf ihm standen Flaschen voll Wein. Ein guter Empfang für meinen Gast, hysterisch wie in einem Film von Petro Almodovar, kreischende Frauen, schallendes Gelächter, laute Musik, sich ins Wort fallen, abstruse Geschichten rauskramen, ein Mix aus Englisch, Französisch, Deutsch, und er der einzige Mann zwischen uns. Bis ein weiterer ins Spiel kam, also nur virtuell. Meine Freundin zeigte mir ein Foto von einem ihrer aktuellen Geschlechtspartner. »Äh, den kenne ich«, sagte ich, vorsichtshalber auf Deutsch. Das kann schon mal vorkommen in der Dating-Gemeinde, dass man sich einen teilt, aber immerhin hatten wir ja nicht gleichzeitig was mit ihm, sondern hübsch der Reihe nach. Das Wissen allerdings, dass ich ihn, wenn auch nur oberflächlich, näher kannte, schien sie zu erregen. Als die anderen Frauen sich verabschiedet hatten, saß ich alleine mit dem sich bestens amüsierenden Franzosen im Wohnzimmer und tauschte Blicke aus, die zwischen »Lass uns schnell abhauen« und »Lass uns dringend bleiben« schwankten. Meine Freundin verschwand ins Schlafzimmer, und als sie wieder rauskam, trug sie nur noch einen sehr kleinen Bademantel. Darunter war sie nackt, was sie uns, und vor allem dem Franzosen, unmissverständlich klarmachte. Nein, das wäre sicher niemals nüchtern passiert. Ich bin dafür, dass man seine sexuellen Phantasien unbedingt auslebt, vor allem jene, die man auch dann noch hat, wenn der Alkohol abgebaut ist. Und ja, es war ein sehr lustiger Abend, und keine Sekunde lang bestand wirklich die Möglichkeit, dass wir zu dritt aufeinanderliegen würden. Bei mir jedenfalls nicht, weil ich meine Männer grundsätzlich mit keiner anderen Frau teile und rechtzeitig dafür sorgte, dass wir uns vom Acker machten, als sie uns ihre Brüste zeigte. Was meine Freundin wollte, weiß ich nicht, der Franzose beteuerte, kein Interesse an einem »Threesome« zu haben, aber immerhin nun zu Hause seinen Kumpels was zu erzählen habe, was über eine Hafenrundfahrt hinausgeht.

Heute Morgen schrieb er mir: »Haha, du klangst gestern Abend betrunken.« Dabei war ich das natürlich nicht, ich hatte einfach nur gute Laune und war schlagfertig. Ich nehme es als Kompliment, denn nun schon nach einer Koffein-Limonade den Eindruck zu erwecken, angeschickert zu sein, ist doch ein massiver Fortschritt! Und erleichternd: Puh, ich bin also nicht langweilig. Warten wir's ab, demnächst werde ich bei vollem Bewusstsein ausschweifende Orgien feiern.

Nein danke, für mich nicht!

Wie mit allen Dingen, die man noch nicht lange praktiziert, geht es mir auch mit meiner brandneuen Abstinenz: Ich fühle mich wie eine Baustelle. Noch nicht ganz fertig, wackelig, traue meiner eigenen Konstruktion nicht ganz über den Weg. Könnte sein, dass ich jede Sekunde einbreche in meiner hehren Absicht, nun ein alkoholfreies Leben zu führen. Passend dazu lädt das Alsterhaus Hamburg eines Abends im November ein, die Eröffnung ihrer »Luxury Hall« zu feiern. Monatelang herrschte auch hier eine Baustelle, dort, wo ich sonst Salmiak-Lollies im Erdgeschoss kaufte, wurden plötzlich Toilettenbürsten angeboten, einen Duschvorhang fand ich dennoch nicht in der provisorischen Badabteilung. Man entschuldigte sich für das Chaos, aber, Sie sehen ja selbst: die Baustelle.

Das Alsterhaus ist im Gegensatz zu mir aber nun solide restauriert. Zu diesem festlichen Anlass bin nicht nur ich, sondern offenbar die ganze Stadt eingeladen. Was sich zeigt, als ich mit einer Freundin das Atrium des Kaufhauses betrete. Schon lange gibt es hier keine Spielwarenabteilung mehr, aber nun Shops von Jimmy Choo, Salvatore Ferragamo, Fendi und anderen großen Designermarken. In dem Gewimmel erkenne ich allerdings die Taschen und Schuhe vor lauter Leuten nicht, ein »Hallo, geht's gut?«, ein Küsschen rechts, ein Küsschen links, ein Winken, ein kurzes Zurufen, ein Nicken über Köpfe hinweg, natürlich, später quatschen wir noch. Das sagt man ja immer, obwohl alle in dem Moment schon wissen, dass man es nicht tun wird. Dass es zwar immer ein Später gibt, aber das Später macht ja nichts besser, jedenfalls keine Kommunikation wahrscheinlicher. Denn wenig später haben alle einen sitzen, das ist bereits jetzt sicher. Es gibt Wasser in kleinen Glasflaschen mit Strohhalm, das habe ich gleich gecheckt. Freue mich darüber, als seien es Bellinis. Aber wenn schon Wasser, dann muss es von guter Qualität sein, neuerdings für mich sprudeln und bitte nicht in Plastikflaschen angeboten werden. Mehr brauche ich nicht. Jedenfalls sage ich mir das selbst, als ich die Menschentraube entdecke, die offenbar für etwas ansteht. Scheiße, die haben hier echt eine Veuve-Clicquot-Bar aufgebaut! Genau in dem Moment ruft meine Begleitung: »O geil, Champi!« Guter Champagner ist ein Problem, weil er kostbar ist und es in unserer Gesellschaft verankert ist, niemals etwas abzulehnen, das materiellen Wert hat. Heute gibt es ihn auch noch zu allem Überfluss umsonst, denn wir haben ja was zu feiern.

Wir quetschen uns durch die Massen, und plötzlich steht eine gute Freundin meiner Freundin vor uns und neben ihr ein Typ, dem ich noch nie zuvor begegnet bin. Man stellt uns vor. Was meinerseits völlig überflüssig ist, ich erkenne ihn sofort. Er ist der Mann, dem ich vor fünf Monaten eine Mail geschickt hatte, weil ich so gerne mal für sein Magazin schreiben wollte. Er hatte nicht geantwortet. Kurz darauf schrieb ich noch eine zweite, so witzig à la: Hoffe, meine Mail ist nicht im Papierkorb gelandet. Dabei fand ich es gar nicht zum Lachen. Wo auch immer sie gelandet war, nun steht er vor mir, reicht mir die Hand, verschwindet eilig an die Bar, kommt mit vier Gläsern eiskaltem Champagner in seinen zwei Händen zurück, und alles, was ich sage, ist: »Nein danke, für mich nicht.« Meine Freundin unterbricht das kurze Stocken, sie würde zwei nehmen, haha.

Er ist freundlich und besorgt mir zuvorkommend noch schnell eine kleine Flasche Wasser. In der Wartezeit runzelt meine Freundin die Stirn: »Warum trinkst du denn nicht? Nie mehr?« Ich muss glücklicherweise gar nicht antworten, weil irgendein interessanteres Highlight im Raum unser Gespräch unterbricht. Na ja, es hatte noch nicht wirklich begonnen, unser Gespräch. Oder wie nennt man sonst Fragen, für deren Antwort sich eigentlich niemand wirklich interessiert? Vielleicht Smalltalk. Und so stehen wir zu viert da und machen Witze über dies und jenes, spotten über das Trendwort »Influencer«, lehnen schließlich nebeneinander an einem Verkaufstresen, sehen meiner und seiner Freundin dabei zu, wie sie beide Céline-Taschen anprobieren, als seien es Kleider. Umhängen, vorm Spiegel drehen und wenden, Fotos machen, Daumen hoch, Daumen runter, nee, das Bordeaux ist nichts für dich, lieber die in Cognac. Selbst bei Mode geht es um Alkohol. Und ich sage nichts. Widerstehe dem Wunsch, ihn am Ärmel seines Jacketts zu zupfen und zu fragen: »Warum hast du mir denn nie geantwortet? Weißt du überhaupt, wer ich bin?« In meiner Mail hatte ich ihn, den großen Chefredakteur von dem klugen Magazin, selbstverständlich nicht geduzt. Aber nun tun wir es, ist ja privat, sollte ich ihn vielleicht einfach mittendrin, an diesem Abend kurz für einen Satz siezen? Wissen Sie nicht, dass es sich nicht gehört, auf E-Mails nicht zu antworten? Ich weiß, Sie haben wahnsinnig viel zu tun. Wir haben alle wahnsinnig viel zu tun. Jetzt und hier habe ich ein bisschen mehr zu tun als die anderen, denn ich versuche, meine innere Scham ohne Hilfsmittel auszuhalten. Es werden Mini-Burger gereicht, die den Kellnern von den Tellern gerissen werden. Vielleicht sollte ich ein paar von den Puppenstuben-Hamburgern verdrücken, dann ist mein Mund beschäftigt und muss nicht mehr versuchen, amüsant zu sein. Aber dann fällt mir ein, dass wir kurz zuvor erst zum Essen in einem Restaurant waren, ich eine Bouillabaisse und einen halben Liter Ginger Beer (nein, das enthält kein echtes Bier) hatte. Ich habe gar keinen Hunger. Durst auch nicht, aber ich trinke ein Wasser nach dem anderen, um irgendwas in der Hand zu haben.

Ein älteres Paar drückt sich an uns vorbei, und ich schnappe auf, wie der Herr zu seiner hanseatischen Gattin sagt: »Hast du gesehen, der D. ist auch da. Das ist enorm, ist ja wirklich nicht selbstverständlich, dass er zu so einem Anlass erscheint.« In seinem Blick und der Stimme liegen Respekt, als sei der D. ein König. Der Nachname reicht, um zu wissen, wen man meint. So wie man die Knef sagt oder die Dietrich. Der König hat meine Mail sicher nie bekommen, überlege ich, vielleicht war er im Urlaub, oder sein Postfach war so voll, dass meine Nachricht steckengeblieben ist. Wahrscheinlicher ist aber, dass es ihn einfach nicht interessiert, wenn ihm eine Autorin berufliche Avancen macht, weil für ihn schreiben, davon träumen sie doch alle.

Ich muss so in Gedanken verloren sein, dass ich meine Freundin im Trubel verliere, als sie sich noch ein Glas Champagner besorgen will. Wechsle kurz ein paar Halbsätze mit Bekannten, die mir entgegenkommen, aber das Licht ist so grell, dass mich jedes Wort anstrengt. Früher dachte ich immer bei solchen aufgedrehten Anlässen, dass mich mein Gegenüber komisch anguckt, weil ich totalen Quatsch rede, ich wusste nie, ob ich das, was ich sage, sage, weil ich es meine oder weil ich nach einem Glas bereits sediert war. Wenn ich es nicht besser wüsste, würde ich auch jetzt glauben, ich sei betrunken. Ich kann ihre Gesichter nur so schwer fokussieren, sie sind zu dicht an mir dran. Fühle mich so wie in einem Spiegelkabinett, bin ich das, oder ist das jemand anderes? Wenn ich nicht aufpasse, renne ich gleich gegen eine Scheibe. Stattdessen laufe ich in die Arme einer ehemaligen Arbeitskollegin, wir haben uns bestimmt zwei Jahre nicht mehr gesehen. Nun ist sie Mutter. Wir kauern uns zu zweit in eine Ecke und lehnen an einer Wand zwischen den Leuten und dem Lärm und unterhalten uns über das Baby, ihre Sorgen und Freuden, und ich habe Zeit, ihr zuzuhören. Alle Zeit der Welt. Früher rauschte ich immer durch die Abende wie eine Biene, die von einer Blüte zur nächsten fliegt, auf der Suche nach dem besten Nektar. Es hatte etwas Hastiges, Unruhiges, und dennoch war es völlig ziellos. Jetzt stehe ich also einfach nur wie angewurzelt hier und habe nicht das Bedürfnis, noch mal eine Runde zu drehen, wie man das immer so formuliert, wenn man gucken will, wer guckt. Ist mir nicht wichtig, im Gegenteil, es fühlt sich gut an, konzentriert zuzuhören und sich nicht darum zu scheren, was hinter meinem oder ihrem Rücken vor sich geht. Sehr gut fühlt sich auch an, dass ich all das, was ich sage, definitiv meine. Es besteht immer noch die Möglichkeit, auch nüchtern Unfug zu erzählen, aber die Chancen sinken ungemein.

Den König und seine Entourage habe ich mittlerweile auch verloren, was mich erleichtert. Ich möchte mich nicht um ihn bemühen, indem ich Geistreiches von mir gebe, um meinem Traum ein Stück näher zu kommen. Träume verändern sich. Früher war mein allergrößter Traum, einmal im Leben einen Affen auf dem Arm zu halten. Damals war ich sieben Jahre alt. Meine Mutter konnte es irgendwann nicht mehr hören, die Sache mit dem Schimpansen, der mir nicht aus dem Kopf ging. Ich hätte alles dafür getan. Eines Sonntags beim Frühstück sagte sie: »Du kannst ja dem Bundeskanzler einen Brief schreiben, ob du mal einen Affen halten kannst.« Sie lachte dabei meinen Vater an, aber ich hatte dennoch Hoffnung. Das mit dem Halten kommt mir heute komisch vor, warum sprachen wir immer nur vom Halten, also nicht wie man sich ein Tier hält, sondern im Sinne von Festhalten? Nicht etwa spielen mit ihm, ihn streicheln oder gar einen besitzen, sondern einfach nur einmal halten. Ich schrieb also Helmut Schmidt einen Brief, weil es in den siebziger Jahren noch keine E-Mails gab. Wie ich meinen Wunsch formulierte, ob ich unseren damaligen Kanzler duzte oder siezte, erinnere ich nicht mehr. Er antwortete nie, dabei hatte ich sogar noch Rückporto beigelegt. Und nun ist es zu spät.

Statt dem Chefredakteur all das zu erzählen, geben wir uns beim Abschied einen flüchtigen Kuss rechts, einen links auf die Wange: »Tschüs, hat mich sehr gefreut, dass wir uns mal kennengelernt haben.« Ihn auch, sagt er. Ich verlasse die Szene mit geradem Rücken und einem Schädel, der strahlt. Hätte ich den einen ersten Champagner getrunken, wären zwei weitere gefolgt, und im Laufe des Abends hätte ich das ausgespuckt, was mir den ganzen Abend auf der Spitze der Zunge lag. Sicher hätte ich das keck getan, auf die lustige Tour, weil ich das schon immer gut konnte: Lustig sein in jeder Lebenslage. Ich hätte mich getraut, ihn an meiner Enttäuschung, meinem peinlichen Berührtsein, meiner Sehnsucht teilhaben zu lassen, und hätte dennoch nichts von mir offenbart. Es wäre nur ein Trick gewesen, gerade nur so viel zu präsentieren, dass ich mich immer noch hinter meiner eigenen, selbstironischen Pressesprecherin hätte verstecken können. Wenn man über sich selbst lachen kann, läuft man nie Gefahr, dass es die anderen zuerst tun. Mein wahres Gesicht hätte ich trotzdem nicht gezeigt. Das hätte verraten, dass ich jeden Tag nur darauf warte, dass alles auffliegt, dass ich gar nicht schreiben kann, niemals studiert, weder das Abitur gemacht noch jemals einen Primaten gehalten habe. Ich erspare uns allen dieses Affentheater, nicht aus Nachsicht oder Feigheit, sondern weil ich mir, seit ich nichts mehr trinke, immer mehr auf die Schliche komme. Es hat die Wirkung einer Psychotherapie: Ich lerne mich jeden Tag besser kennen. Und langsam kapiere ich, dass weder Alkohol noch irgendeiner da draußen irgendetwas für mich tun kann oder tun muss. Nicht mal ein Bundeskanzler. Man glaubt, mit dem Trinken seine tiefste Wunde heilen zu können, aber in Wahrheit hat Alkohol die Wirkung eines Pflasters: Es deckt bloß die Oberfläche vorübergehend ab.

Cheers und tschüs

Am Morgen nach der alljährlichen Weihnachtsfeier bekomme ich eine Mail von einem Kollegen. Sie lautet: »Na, wieder nüchtern?« Dahinter ein Zwinkersmiley. Im ersten Moment denke ich, Mensch, wie aufmerksam von ihm, er nimmt Anteil an meinem Selbstversuch, er meint das sicher ironisch.

Aber ich hatte ihm doch überhaupt nicht davon erzählt, oder? Dann checke ich es: Es ist eine Floskel, was man halt so dahinsagt nach einer Party. Es hat nichts mit mir zu tun. Er hat nicht bemerkt, dass ich nicht getrunken habe und folglich auch nicht wieder nüchtern werden musste. Niemand hat es bemerkt. Außer vielleicht die eine Kollegin, die fragte, ob Glühwein in meinem Becher sei, und ich »Nee, Apfelpunch« erwiderte. Aber keiner verfolgt dich ja den ganzen Abend und schaut, wann und ob du von Apfelpunsch zu Calvados wechselst oder ob du in deinem Sprudel eventuell einen Schuss Weißwein hast. Es interessiert keinen – und das ist die richtig gute Nachricht. Niemandem ist aufgefallen, dass ich verändert war. Weder meinen Freundinnen, mit denen ich Fotos mit Zylinder und lustigen Brillen in der Fotobox machte, noch meinen Kollegen, denen ich zuprostete. Die Menschen sind auf großen Feiern die meiste Zeit so beschäftigt mit sich selbst, dass es nur wenige Augenblicke im Laufe eines Abends gibt, die brenzlig wären, was die Frage nach dem Trinken angeht. Keiner kontrolliert ja deinen Atem, man kann theoretisch auch ein Glas Bitter Lemon in der Hand halten und frech behaupten, es sei Wodka Lemon. Es hat auch niemand realisiert, dass ich nüchtern getanzt habe und dabei nicht so richtig locker war. Nur der Barmann wirkte verunsichert durch meine mehrfache Bestellung: »Ein Wasser mit dem Saft einer Zitrone, bitte.« Er fand auch nichts zum Auspressen, der Mörser für Mojito war nicht auffindbar, aber dann sagte er »Moment!«, verschwand in der Küche und kehrte ganz stolz mit einer Gabel in der erhobenen Hand zurück und quetschte damit den letzten Tropfen aus der Zitrone für mich aus.

Eine Woche zuvor war ich auch auf einer Weihnachtsfeier eingeladen, ein Dinner in einem Restaurant. Mir gegenüber am Ende des Tisches platzierte man eine Vegetarierin, ich hatte das Gefühl, wir zwei bildeten eine Randgruppe. Ich trank Cola, die anderen alle Wein. Wirklich alle, es waren bestimmt achtzig Mitarbeiter. Aber das ist ja normal, es ist eine Weihnachtsfeier, der Abend im Jahr, auf den sich alle freuen, der eine Abend im Jahr, an dem alles möglich ist, an dem die Assistentin mit dem Chef rumknutscht, und alle irgendwann auf den Tischen tanzen. Auf der Toilette hörte ich Frauenlachen, es war das andere Lachen, jenes, das erst nach 22 Uhr zu hören ist. Es war spitz, hysterisch, eins, das nicht aus dem Bauch kommt, sondern aus der Kehle, das ganz weit oben sitzt. Ich erinnere haarscharf, wie es ist, wenn man an solchen Abenden überdreht aufs Klo geht und aufpassen muss, dass sich das Kleid nicht hinten in der Strumpfhose verfängt und man versehentlich mit blankem Hintern zurückkehrt. Oder wie man vor dem Spiegel steht neben den anderen Frauen, Mascara und Blick schon so ein bisschen verwischt sind und man sich dennoch einbildet, wunderschön zu sein. Jede Frau denkt nach ein paar Gläsern Alkohol, sie sei schöner als zuvor. Und dann verlässt man die Toiletten mit so viel Schwung, dass man die Kurve beinahe nicht kriegt. An diesem Abend passierte mir das nicht. Ich wusch mir die Hände, und keiner bemerkte mich, keine der Frauen lachte mich im Spiegel an. Man wird unsichtbar, wenn man aufhört mitzumachen. Mir ist immer noch nicht ganz klar, ob ich oder die anderen in einer Blase sind. Ich lief zurück zu meinem Platz, aufrecht und gerade wie ein Offizier, und hätte in meinen High Heels vor Glück und Gangsicherheit ein Rad schlagen können.

Wenig später sagte ich tschüs, alle anderen cheers, aber die Vegetarierin freute sich, dass ich sie mit meinem Auto, das direkt vor der Tür parkte, noch nach Hause fuhr.

Vor vielen Jahren war ich auf einer Weihnachtsfeier auch mal ausreichend betrunken, um mit dem Chef rumzuknutschen. Das war in vielerlei Hinsicht unangemessen, aber Alkohol macht fast immer möglich, was völlig unmöglich ist. Deshalb verehren wir ihn ja so. Gäbe es keinen, könnte man Weihnachtsfeiern abschaffen, es gäbe nichts zu erzählen. Am Morgen nach der Feier muss ich nun meine Kolleginnen befragen, weil ich gegangen bin, bevor überhaupt etwas passieren konnte. »Und, habe ich was verpasst? Wer hat mit wem geschlafen?« Schade, keine weiteren Vorkommnisse, na ja, bis auf die Tatsache, »dass der Typ aus dem vierten Stock auffällig lange mit der neuen Praktikantin draußen war. Also angeblich waren sie rauchen ...« Ich habe in diesem Jahr nichts versäumt, war frühzeitig zu Hause und wusste schon vor dem Ausgehen, dass ich im exakt gleichen Zustand heimkehren würde. Nach der einen Feier bezog ich noch mein Bett, nach der anderen putzte ich das Bad. Da war es beinahe ein Uhr nachts, wäre mir früher nie passiert. Was ist nun besser: Sich vom Chef im Keller der Partylocation zwischen Leergut in die Bluse fassen lassen oder die Kloschüssel schrubben? Am nächsten Morgen im Boden versinken wollen oder sich freuen über glänzende Fliesen? Beides hat seinen Reiz. Und beides sind mal wieder Extreme. So wie das maßlose Trinken und das niemals Trinken.

Als ich mich von der Weihnachtsfeier verabschiedet hatte, steckte meine Freundin Marie mir noch was zu. Es war mein

Armreif, den ich am Morgen nach der Absturz-Nacht im Mojo Club vermisst hatte. Vier Monate waren verstrichen, wir hatten die Übergabe einfach immer wieder verbummelt. Sie stand mit dem Andenken aus dem Sommer vor mir, und ich erschrak bei seinem Anblick, weil ich mich erinnerte: »O Gott, der Armreif, stimmt, den habe ich ja ganz vergessen, das war so ein schrecklicher Abend!« Sie antwortete erstaunt: »Ich fand ihn eigentlich nur total lustig!« Ich schüttelte entsetzt mit dem Kopf. »Ist ja jetzt schon ziemlich lange, dass du nichts trinkst, oder?« »Ja, zwei Monate.« Sie guckte mich an und sagte: »Mensch, das sind aber auch immer Extreme bei dir!« Es klang nach Augenverdrehen. Mich verunsicherte ihre Bemerkung. Ist nicht alles Extreme pervers? Abweichend von der Norm, eine Grenze überschreitend? Sie ist von mir gewohnt, immer einen neuen Fimmel zu haben. Mal esse ich kein Fleisch und weine beim Anblick von Lämmchen auf der Wiese, mal verweigere ich Zucker, weil ich weiß, dass er Gift ist, mal lehne ich Kaffee kategorisch monatelang ab, weil er mir nicht guttut, und nun ziehe ich auch noch Alkohol durch den Kakao. Man könnte annehmen, Entsagung sei beim Alkoholverzicht mein Motiv. Aber ich kenne die Wahrheit: Ich lerne gerade nur, meinen eigenen Standards zu vertrauen. Finde heraus, was für mich richtig, was wichtig, was unwahr und was trivial ist. Und auch, wen ich daran teilhaben lasse und wen nicht. Das habe ich, bis auf den letzten Satz, von Eleanor Roosevelt. Eine Kollegin hörte unser Gespräch, sie stand vor der Tür, rauchte eine und mischte sich ein. Eigentlich raucht sie immer, wenn ich ihr begegne, und in der Mittagspause bestellt sie gerne auch mal eine Weißweinschorle. Ich habe selten eine Frau in der heutigen Zeit erlebt, die dabei so selbstbewusst und gerade wirkt. Es rechtfertigt sich ja beinahe jeder, der tagsüber trinkt oder raucht. Sie sieht irgendwie mondän aus, und beim Sprechen holt sie zwischendrin etwas zu viel Luft wie die junge Ingrid Steeger, die ich immer irgendwie sexy fand. Sie erklärte mir und Marie, dass sie nie aufhören wollte mit dem Rauchen oder Trinken, da käme sie gar nicht drauf. Das würde vielleicht auch daran liegen, dass sie nie ein extremer Mensch gewesen sei. Sie sei in überhaupt nichts extrem. Weder sei sie extrem begeisterungsfähig noch würde sie extrem lieben, nicht extrem rauchen noch extrem Sport machen. Nicht mal extrem Schokolade essen oder Alkohol trinken, sondern ihr Leben lang stets gleichmäßig. Das rettet dich sicher vor vielem im Leben, dachte ich, aber ich fand Ausgeglichenheit immer so sterbenslangweilig.

Dezember ist ja Partysaison, kein idealer Monat, um nüchtern zu sein. Oder gerade deshalb ein idealer Monat, um nüchtern zu sein. Eine Freundin lädt ein zu einer Mottoparty, das Motto lautet: Dorfdisco. Man muss sich also verkleiden. Das letzte Mal, als ich mich verkleidet habe, war der Abschied meines Kollegen Nino. Damals hieß das Partymotto: »Komm als dein liebster betrunkener Star!« Ich bestellte in Windeseile einen Turban von Missoni, trug dazu mein bodenlanges nachtblaues Hochzeitskleid von vor zwanzig Jahren, legte ein dramatisches Augen-Make-up auf und ging als Romy Schneider. Eine meiner Freundinnen kam als Kurt Cobains zugedröhnte Exfrau Courtney Love, was ein Freischein war, sich danebenzubenehmen. Es gab auch eine Liz Taylor, die sensationell aussah und bereits angesäuselt eintraf. Vielleicht gehörte es auch nur zu ihrer Rolle. Betrunken kam ich nicht, weil ich auf Kommando noch nie betrunken werden wollte. So wie ich mir auf Kommando auch noch nie Klamotten gekauft oder mich verknallt habe. Es muss so passieren, im Vorbeigehen, unvernünftig und überraschend sein. Mit Aufforderung trank ich nie. Es gab rückblickend so viele Feste, an denen ich mich weigerte zu trinken, bei denen ich reserviert im Abseits stand, nicht mitmachen wollte, weil ich nicht mit Ansage lustig, sprich betrunken sein wollte. Wie damals auf der Dallas-Motto-Hochzeit, bei der mich der Bräutigam fragte, ob ich denn überhaupt schon heute mit meinem Mann getanzt habe, das sei nämlich total wichtig als Paar. Ich fand seine Frage und seinen Kommentar übergriffig und wollte nur schnell zurück ins Hotel, damit ich nicht trinken und tanzen muss. Und es gab andere, oft nebensächliche Gelegenheiten, die sich als die perfekten Momente erwiesen, um mich mit Hilfe von ein paar Gläsern gehenzulassen. Wie die super Hochzeitsparty von Alex und David im vorletzten Sommer, die kein Motto, aber eine hochtourige Atmosphäre hatte. Ich tanzte, wie man in Hessen sagt, wie der Lumpen am Stecken. Oder die Nacht vor hundert Jahren, als ich in einem französischen Restaurant mit einem senegalesischen Kellner, der eine Anderthalbliterflasche Cola auf seinem Kopf balancierte, rumwirbelte, bis es hell wurde. Nun aber Dorfdisco, und ich habe nichts anzuziehen. Finde in einem Shop auf dem Kiez ein silbernes Glitzer-Minikleid aus 100 Prozent Polyester mit Cutouts an den Schultern, das sich anfühlt wie ein Topfreiniger. Dazu klebe ich mir pinkfarbene Plastiknägel auf, mache mir eine Ananaspalme auf dem Kopf, trage Ugg-Boots, weil das die leichten Mädchen in der Davidstraße auch immer so stylen, und gehe los. Dürfte ich heute als ich selbst kommen, wäre mir wohler in meiner Haut. In der Bar darf geraucht werden, aber da ich eine der ersten Gäste bin, riecht es nur nach kaltem Rauch vom Vorabend. Überhaupt ist mir kalt, was durch eine eiskalte Rhabarberschorle nicht besser wird. Von all den Dingen, zu denen Alkohol fähig ist, liebte ich immer an ihm, dass er mich aufheizte, innerlich und äußerlich. Dass mir warm wurde, sich meine Glieder entspannten, vielleicht auch nur durch die Tatsache begünstigt, dass ich mit seiner Hilfe schneller losließ. Wenn man fröstelt, verkrampft man sich ja noch mehr. Außer meiner inneren Heizung funktioniert aber anfangs alles wie gehabt: Ich führe Gespräche, ich lache für Fotos, ich bin schlagfertig und amüsant. Greife nur auffallend oft in die Schüssel mit den Chips und Gummibärchen. Dann steigt die Stimmung langsam um mich herum, ich kann das mittlerweile sehr gut einschätzen, den Pegel der anderen. Nun wird getanzt und Drinks werden verschüttet. Bekomme mehrfach eine Ladung klebrige Flüssigkeit ab, aber nur mich scheint das zu stören. Alle anderen tanzen weiter, hüpfen hoch, lachen an Stellen, die ich nicht nachvollziehen kann. Ich gebe mir große Mühe, mich zu amüsieren. Es gelingt mir auch stellenweise, aber ich weiß während des Prozesses des Amüsements die ganze Zeit, dass ich mich bemühe. Nicht etwa, weil die Party nicht gut wäre, nicht, weil ich mich verstellen muss und die Menschen um mich herum nicht mögen würde. Es fällt mir einfach nur schwer, zu Wannabe von den Spice Girls zu tanzen. Ich bin zu alt für so was, ich habe zu den Spice Girls getanzt, als ihr alle noch den Schneeflöckchentanz im Kindergarten aufgeführt habt. Ich bin zu alt für »What you want, what you really really want« und definitiv zu nüchtern für »I wanna really really really wanna zig a zig ahh«. Eine Bekannte schreit mir ins Ohr, die Musik sei einfach zu leise, das sei ja fürchterlich, sie würde jetzt mal zu dem DJ gehen: »Ich höre ja mein Kleid rascheln!« Sie sagt diesen Satz dreimal hintereinander mit exakt gleicher Betonung. Ich höre auch meinen Topfreiniger auf meiner Haut kratzen, und ich erinnere mich daran, dass ich sonst immer diejenige war, die sich darüber aufregte. Wie oft ging ich bei solchen Partys zum DJ und beschwerte mich, dass er die Musik mal richtig aufdrehen soll. Ich würde ja das Klackern meiner Absätze hören beim Tanzen! Und wie hat es mich gestört, dass er mir nicht die Möglichkeit gab, richtig abzugehen, mich komplett da reinfallen zu lassen, meinen Kopf zu schütteln und mein Haar zu werfen! Ich bin keine Wissenschaftlerin, aber gibt es womöglich einen Zusammenhang zwischen dem Trinken von Alkohol und der Hörfähigkeit? Warum hören alle Betrunkenen so schlecht, warum erscheint ihnen die Musik so leise?

Es gehört sich einfach nicht, am Geburtstag einer Freundin am Rand der Tanzfläche zu stehen, also gebe ich mir noch einen Ruck und noch einen, und dann sehe ich: Es ist geschafft, ich bin über den Berg. Nicht aus eigener Kraft, sondern nur deshalb, weil die Partygesellschaft nun vom Alkohol gekidnappt ist und ich abhauen kann. Am besten an solchen Abenden ist es, einfach zu gehen. Das ist sehr unhöflich, aber ein sogenannter polnischer Abschied ist häufig das schönste Geschenk, das man den Gastgebern machen kann. Man muss sie zurücklassen, sie nicht unnötig aufschrecken oder rausholen aus ihrem Zustand, der ja gerade anfängt, Fahrt aufzunehmen. Leider werde ich dabei ertappt, wie ich meine Jacke suche. Ein Bekannter fragt, warum ich denn schon gehen würde, also ich vermute, dass er das sagt, so deutlich ist seine Aussprache nicht mehr. Ich sehe seinen Blick und weiß: Jetzt sieht er mich doppelt. Aber er wird bleiben, noch einen Drink und noch einen, bis er nicht mehr stehen kann. »Och, ich glaube, ich bin zu alt für Partys«, lache ich, er guckt verständnislos: »Du bist doch nicht alt!«, er kapiert nicht mehr, dass es ein Scherz sein sollte, nimmt meine Hand in seine und betrachtet meine rosafarbenen Plastikfingernägel. Er ist einer der schönsten Männer, die ich kenne. Würde er weniger trinken, wüsste er das auch. Ich weiß: Es ist höchste Zeit zu gehen.

Man nennt das gesellige zusammen Saufen im Amerikanischen ja »social drinking«, aber wird man durchs Trinken nicht viel eher asozial, also im Sinne von nicht sozialfähig? Oder warum wirken Partys plötzlich auf mich wie Selbstbefriedigung? Neulich war ich auf einer verrauchten Küchenparty, und nach einer Weile, die ich mit einer Schwangeren, der einzigen Antialkoholikerin, auf dem Sofa verbrachte, kamen mir die anderen Gäste wie Zombies vor. Die Zähne blutrot vom Wein, der Blick glasig, als würde eine Scheibe zwischen uns sein. Ich aß ein Stück Salatgurke, die für die Moscow Mules vorgesehen war, die Gastgeberin fragte, ob ich was zu trinken habe, und entschuldigte sich, dass das Mineralwasser nicht in einer Glaskaraffe, sondern einer Plastikflasche war. Einer ihrer Kumpels wollte mir was mixen, aber sie fauchte ihn an: »Nein, Suse trinkt nicht und Suse raucht nicht!« Sie beschützte mich wie eine Löwenmutter ihr Junges, was ich als sehr rührend, wenn auch überflüssig empfand. Der Typ glotzte entgleist, meine Freundin holte, obwohl sie auch schon gut einen sitzen hatte, weit aus: »Hast du etwa noch nie was von Straight Edge gehört?« Auch, wenn ich mit der Bewegung nichts zu tun habe und auch kein X auf meinen Handrücken tätowiert habe als Symbol für ein drogen-, nikotin- und alkoholfreies Dasein, wusste ich natürlich, was sie meinte. Der Begriff »Straight Edge« kommt aus der Post-Punk-Szene und ist so was wie eine Gegenrebellion zum Punk, in der Suchtmittel eher willkommen waren. Der Typ stand mit offenem Mund einfach so da und schenkte sich noch einen Gin ein. Geprägt wurde der Begriff in den achtziger Jahren durch den Song »Straight Edge« der Hardcore-Punk-Band »Minor Threat«. Aber das fügte ich nicht auch noch an, mit meiner Gurke im Mund, zumal ich heute nicht nichts trank, weil ich einer Untergrundbewegung angehöre oder Hardcore höre und Stage Diving liebe, sondern weil ich mein eigener Bandleader bin. Er: »Oha!« Sie: »Nee, das heißt nicht oha, das heißt: o toll, ihr wurde nämlich geholfen!« Ich warf ein: »Moment, nein, mir musste niemand helfen.« Aber die beiden nahmen mich gar nicht mehr wahr, sie stritten über Rauschmittel, deren Wirkung und wer wann wie easy damit aufhören kann. Am anderen Tag rief sie mich an: »O Mann, was waren wir besoffen, was habe ich bloß für einen Müll erzählt?!« Ich beruhigte sie, denn ich empfand weder sie noch die Party als besonders seltsam, eher wollte ich wissen, wie lange es noch ging und ob es Gossip gibt, weil ich zurzeit ja jedes Mal schon im Bett liege, wenn die verrückten Sachen eintreten.

Tja, das ist ein wenig schade, dass ich nun immer schon tschüs sage, wenn die anderen cheers brüllen und loslegen, aber es bringt einfach nichts, unter Sternhagelvollen voll da zu sein. Also gehe ich auch früh von der Dorfdisco-Verkleidungs-party nach Hause. In meinem Outfit samstagnachts alleine durch Sankt Pauli zu spazieren, könnte zu Missverständnissen führen. Das Glitzerkleid reicht nur bis zu meinen Oberschen-keln, und die Ugg-Boots mit Nylonstrümpfen sehen absurd aus. Von meiner Discopalme auf dem Kopf mal ganz abge-sehen. Ich komme an einem Club vorbei, die Türsteher sehen mich forsch an. Ich gucke forsch zurück und bin froh, nicht annähernd zu schwanken. Wenn es sein müsste, Jungs, könnte ich jetzt um diese Uhrzeit in meinem Aufzug auch noch tief-schürfende Diskussionen über Feminismus führen, ich könnte mich wehren, ich könnte Auto fahren, meine Steuererklärung machen, Eleanor Roosevelt zitieren oder euch eine reinsemmeln, nur für den Fall, dass es notwendig wäre. Mache ich alles nicht, sondern laufe im Stechschritt heim, wobei ich mir bei jedem Schritt das Kleid wieder runterziehe, um meine An-ständigkeit zu demonstrieren, dabei mit meinen Fake-Nails an der Strumpfhose hängen bleibe und sich eine Laufmasche vom Schenkel bis zu den Waden zieht.

2. TEIL

DIE ZWEIFEL:
STIMMUNGSTIEF STATT APERITIF

Mensch, es ist doch Weihnachten!

Es ist ein Tag vor Heiligabend, und hinter mir liegen 64 Tage, die ich ohne einen einzigen Tropfen Alkohol verbracht habe. Das sind neun ganze Wochen, neun Wochenenden, an denen ich jeden Samstag und jeden Sonntag vor dem ersten Zwitschern der Vögel aufstand.

Am Abend des vierundsechzigsten Tages klopfe ich mir mit den Fäusten auf die Nieren, das unterstütze sie beim Entgiften. »Das brauchen sie morgen ja. Also ich hoffe, dass ihr das morgen alle braucht. Ist ja Weihnachten!«, sagt die Yogalehrerin lachend und betont das Wort *hoffe* so, als seien wir Schüler taubstumm. Meine Matte liegt in der ersten Reihe, direkt vor ihr. Sie guckt mir in die Augen, und ich bin nicht ganz sicher, welchen Ausdruck mein Gesicht macht. Es entgleitet mir, ein Hin- und Hergerissensein, fürchte ich. Ein lachendes und ein weinendes Auge. Ich weiß nicht, was ich erwidern soll. Früher, also noch vor fünfundsechzig Tagen, hätte ich nicht darüber nachdenken müssen, ich hätte sie angestrahlt, zustimmend genickt und gegrinst.

Nach neunzig Minuten ist die Stunde um, wir erwachen aus der Totenstellung. Wir verneigen uns und bedanken uns bei uns selbst, dafür, dass wir diese Übungen überhaupt machen können, dafür, dass wir am Leben sind. Bevor alle ihre Decken und Matten zusammenraffen, sagt die Yogalehrerin: »Ich wünsche euch frohe Feiertage, also ich freu mich schon auf den Rotwein, hihi.« Bilde ich mir das ein, oder guckt sie dabei in meine Richtung?

Ich auch, denke ich, ich auch. Nur, dass ich ihn nicht bekommen werde. Radle durch die Kälte heim und bin sauer. Nicht dankbar, für gar nichts. Nicht mal dafür, dass ich mit meinem gestreckten Bein meine Nasenspitze berühren kann. Mein Bauch tut weh, mein Geist, alles tut mir weh, ich habe urplötzlich schrecklich schlechte Laune, als sei mir eine Laus über die Leber gelaufen. Das ist unangemessen, wenn man gerade aus einer Yogastunde kommt, wenn die Meridiane frisch gereinigt, die Muskeln, die Faszien, die Birne, alles butterweich und locker sein sollte. Mein Sohn ist zu Hause, er ist dabei, einen Porzellanteller vom Flohmarkt kreativ zu gestalten, einen Abend vor Heiligabend. Es riecht nach giftiger Farbe, schwarze Flecken auf unserem schneeweißen Esstisch, obwohl ich doch gesagt hatte, dass er Zeitung unterlegen soll. Nein, er ist nicht neun, er ist neunzehn, aber das macht in manchen Angelegenheiten keinen Unterschied. Ich sehe mein Stressgesicht im Spiegel im Vorbeigehen im Flur. Ich mag mich nicht, wenn ich so ungerecht und streng bin, aber ich kann nicht aus meiner Haut. Ich bin nicht sicher, was schlimmer ist: Das Chaos drum herum oder in mir drinnen. Aber ich weiß, dass das jetzt der ideale Moment ist, um mir einen einzuschenken. Mich zu trösten, mir zu helfen, mich besser zu verstehen. Für was eigentlich trösten? Ich würde ein Glas Wein trinken, eine feine Selbstmitleidsparty steigen lassen und dann angemessen gleichgültig ob der Umstände ins Bett fallen. Ein kleines Glas Rotwein wirkt wie eine fluffige, nicht zu schwere Decke, die man sich über den Kopf ziehen kann, bis der Sturm vorübergezogen ist. Stattdessen esse ich eine Khaki, gehe vor zehn Uhr schlafen und tue mir unendlich leid. Mitten in der Nacht schrecke ich hoch, weil mir einfällt, dass ich kürzlich irgendwo gelesen habe, man solle am Abend auf keinen Fall Obst essen, es vergärt im Bauch und wird zu Fuselalkohol. Fuselalkohol, na, das hat mir gerade noch gefehlt!

Am Tag drauf habe ich überraschenderweise keinen Khaki-Kater, hellwach um sechs Uhr morgens. Das ist die Belohnung, die pünktlich jeden Morgen eintrifft und an der ich beinahe jeden Abend zweifle. Klar, ich habe ja auch früher nur abends etwas getrunken, also fehlt es mir nun auch abends. Aber die Früchte der Entsagung schmecken nie köstlicher als beim ersten Augenaufklappen, wenn ich realisiere, dass ich meinen Vormittag nicht gekillt habe mit einer halben Flasche Wein am Vorabend. Komisch, dass die Formulierung »eine halbe Flasche Wein« nun mit etwas Abstand viel drastischer klingt und nach mehr Volumen als noch vor wenigen Wochen. Nicht, dass ich jeden Abend eine halbe Flasche Wein getrunken hätte, aber wenn man vierundsechzig Abende ohne eine halbe Flasche Wein verbringt, verändert sich der Blick auf die Mengenverhältnisse.

Mein Sohn bittet mich per SMS, ein Geschenk für die Eltern seiner Freundin zu besorgen, er muss schnell zu seinem Job und schafft es nicht mehr. Was denn, frage ich ihn, und mich selbst: Darf ich Alkohol verschenken? Ich würde doch auch keine Stange Zigaretten hübsch verpacken und unter den Baum legen. Mir fällt aber nichts anderes ein als Alkohol. Ein Buch vielleicht, überlege ich noch auf dem Weg, aber ich kenne die Eltern doch gar nicht, was weiß denn ich, für was sie sich interessieren. Und interessiert sich nicht jeder Mensch für Alkohol? Also betrete ich wenig später das erste Mal seit neun Wochen den Weinladen, in den ich immer gerne ging. Wider Erwarten werde ich nicht begrüßt wie Mohamed Ali, wenn er den Boxring betrat. Keiner freut sich oder scheint mich vermisst zu haben, nicht mal der Hauch eines Wiedererkennens huscht über die Gesichter der Angestellten hinterm Tresen. Einer der Verkäufer, von dem ich annahm, er habe eine Form von Kundenbindung zu mir, nickt mir schließlich zu und kommt zum Champagnerregal rüber, vor dem ich stehe und eine Flasche Vintage-Champagner von unbekannter Marke in der Hand halte. Meine Hand erscheint mir unwahrscheinlich klein. »Ist der gut?« Er lächelt selbstgefällig, weil er sich offenbar über meine Frage freut. Ein Triumph liegt in der Luft, und er berichtet mit hochgezogenen Augenbrauen, dass dieses sagenhafte Produkt in einer Blindverkostung von sechs Kennern, also einem Sommelier, Sternekoch, seinem Chef und drei weiteren Trunkenbolden, deren Namen mir sofort wieder entfallen, mit 6:1 am besten abgeschnitten hat. »Selbst gegen die Großen konnte er sich durchsetzen«, berichtet er und zwinkert dabei, weil wir ja beide wissen, welche die großen Marken sind. Wow! Das müssen wir erst mal einen Moment sacken lassen, Zeit, in der ich denke: Und was, wenn das alles Verarschung ist? Geschmack ist doch subjektiv, keine Wissenschaft. Außerdem bringt jeder Verkoster seine privaten Vorlieben ins Spiel, selbst dann, wenn er sich nicht von einem Etikett beeinflussen lässt. Was, wenn die Tester einen ganz anderen Geschmack haben als die Eltern der Freundin meines Sohnes? Und womöglich einen ganz anderen als ich selbst? Das kann ich leider nicht rausfinden, also sage ich: »Na super, dann nehme ich den natürlich! Nur eine Frage noch: Sind das hier größere Flaschen, sie kommen mir irgendwie viel größer vor als sonst.« Er sieht mich an, als sei ich schwachsinnig: »Äh, nein, eigentlich nicht…« Okay, nun ist es also amtlich: Irgendwas geschieht hier gerade mit mir. Was hat es zu bedeuten, dass mir eine gewöhnliche 0,75-Liter-Flasche wie eine Magnum vorkommt? Mich erinnert das an einen Moment, der über vierzig Jahre zurückliegt. Meine Mutter steht vor dem Spiegel und richtet ihre Haare, sie sieht sich so an, als würde sie sich selbst gefallen, sich aber nicht trauen, das zuzugeben. Ich stehe daneben und betrachte, wie sie sich anguckt, und sage: »Mama, dein Kopf ist plötzlich so klein.« Keine Ahnung, was das zu bedeuten hat, wenn die Größenverhältnisse sich derart verschieben, verändern, nicht mehr verlässlich sind, aber solche Dinge passieren in letzter Zeit häufiger: Die Welt ist verruckelt, ich nehme sie anders wahr. Vielleicht lag ich auch mit meiner eigenen Wahrheit viel zu lang daneben. Bisschen viel Philosophie für so einen banalen Samstagvormittag vorm Spirituosenregal, nicht?

Dann rase ich schnell in den Drogeriemarkt rüber, noch ein Paket 100 Prozent Bienenwachskerzen für den Baum kaufen. Er ist ohne Frage und ohne jeglichen verzerrten Blick mickrig. Wir hatten immer große Bäume, also früher, als wir noch eine Kleinfamilie waren. Die Spitze musste oben an der Decke anstoßen, ich war jedes Jahr dagegen, weil ich nicht in drei Meter achtzig hohen Hallen groß geworden bin, aber mein damaliger

Mann und mein Sohn bestanden drauf. Dieses Jahr ist er bescheiden, kaum größer als ich, aber ich konnte ihn alleine in meinen VW-Lupo stopfen und mit einem Finger in den ersten Stock tragen. Offenbar stammt er aus dem letzten Jahr: Die Nadeln liegen bereits auf den Dielen, dabei ist er nicht mal geschmückt. Der Wäscheständer steht daneben, ich hatte bereits einen schwarzen BH und eine Unterhose mit dem Aufdruck »Love« auf die Äste gehängt und staunte über meinen Galgenhumor. Ohne die Aussicht auf einen Champagner fehlte mir bisher die Lust, ihn zu schmücken. An der Kasse des Drogeriemarktes steht die junge Marktleiterin. Sie erzählt dem Kassierer, dass sie gleich ihren Freund am Hauptbahnhof trifft, sie mit dem Zug in ihre Heimat fahren und dass das echt Horror und voll der Stress wird. Sie kauft einen Piccolo-Freixenet-Sekt für die Fahrt, hinter ihr bildet sich eine Schlange, und sie erzählt ihrem Kollegen: »Gestern Abend haben wir noch eine Flasche Sekt mit den Kollegen leergemacht.« Er antwortet: »Na klar, Mensch, ist doch Weihnachten!« Ist doch Weihnachten, ist doch Weihnachten. Als ich endlich an der Reihe bin, fällt mir auf, dass ich die bunten Schokoladenkränze für den Baum vergessen habe, und lasse alle Kunden hinter mir vor. Als ich danach durch die Straßen laufe, sehe ich durch das Schaufenster des Hipster-Einrichtungsladens Hipster-Paare mit Hipster-Kleinkindern rumstehen, selbst die Kinder tragen nun schon Vollbärte. Ach nein, das sind bloß Spaßbärte vom Weihnachtsmann. Die Erwachsenen trinken Glühwein aus skandinavischen Designbecherchen, was den Glühwein irgendwie aufwertet, ihn begehrenswerter macht als jenen in den hässlichen Christkindlbechern auf den Weihnachtsmärkten, wo es immer nach Nierenspieß stinkt. Ich stelle mir vor, wie liebevoll ihre Wohnungen eingerichtet sind, wie sie im Sommer nach Stockholm fahren in ihrem Volvo, sie Sex und eine tiefe Verbindung haben, und bin neidisch auf all das, was ich selbst mal hatte.

Ich fahre heim mit Rosenkohl, dem Champagner und Säcken voll Zitronen für die Lavendellimonade, die ich zubereiten möchte, und stelle die Flasche zu Hause schnell in den Kühlschrank, sie ist wunderschön, ein schwarzes Etikett mit goldener Schrift. Als ich in die neue Wohnung zog im letzten Jahr, beschloss ich, obwohl mein Sohn sicher bald ausziehen wird, einen großen, hohen Kühlschrank anzuschaffen, in dem immer ein paar Flaschen Champagner Platz haben, nicht so einen kleinen, ärmlichen, wie ihn alleinstehende Omas haben, zu dem sie sich immer schwerfällig nach unten bücken müssen, um ihr Kohlrabigemüse vom Vortag rauszuholen. Nun liegt eine einzige Flasche darin, die ich nicht einmal selbst trinken kann, und ich habe den Eindruck, mindestens hundert Jahre alt zu sein. Die Zeiten für »Drei Haselnüsse für Aschenbrödel« habe ich allerdings alle noch im Kopf, gleich geht es los in der ARD oder wahlweise später beim Baumschmücken im WDR. Mein Sohn schreibt, er habe nun doch noch selbst ein Geschenk besorgt für die Eltern seiner Freundin, und sein Vater, den er offenbar parallel beauftragt hat, auch noch. Dunkle Schokolade vom Schweizer Chocolatier am Jungfernstieg mit Brombeeren, plus irgendeinen tollen steinalten Rotwein. Ich texte ihm: »Macht ja nichts, Champagner ist wie Schuhe: Wird nicht schlecht!« Aber mir wird schlecht. Ich möchte ihn jetzt sofort trinken. Ich weiß, wie es wäre, wenn ich ihn aufmache und eingieße und was für ein Gefühl er mir anfangs schenken würde: Leichtsinn. Ich will ihn trinken, weil doch heute Weihnachten ist! Weil, wenn nicht heute, dann doch nie mehr, oder? Die starke Lust darauf fühlt sich überhaupt nicht problematisch an, nicht so, als wäre ich schwach, wenn ich der Gier jetzt nachgeben würde. Warum tue ich mir das an? Warum mache ich nicht einfach die Pulle auf und genieße mein Leben? Spiele kurz durch, wie es weitergehen würde. Ein Glas nur. Die Säure kann ich förmlich riechen. Die Kohlensäure in der Speiseröhre, dieses staubige Kitzeln in der Nase, der Niesreiz, das sprudelnde Gefühl, weil das Leben doch zum Leben da ist, verdammt, Suse, sei doch nicht immer so kompliziert! Und dann bleibe ich sitzen, wie angegossen auf meinem Stuhl, auf dem Kissen aus afrikanischem Stoff, trinke meinen kalten Kaffee aus, weine in der Küche. Es wird vorbeigehen. Und ich weiß: Du weinst nicht, weil du keinen Alkohol mehr trinkst, du weinst, weil du wehmütig bist. Du weinst, weil du hier bist zum Leben und weil das Leben manchmal einfach ein bisschen weh tut. Es ist nur vergorenes Obst in einer schönen Flasche. Es ist keine Liebe, keine Luft, du brauchst keinen Champagner zum Leben. Es sind nur überreife Trauben.

Der kurze Anfall geht tatsächlich vorüber, bis ich auf die Idee komme, Musik zu hören. Wenn schon keinen Drink beim Baumdekorieren, dann wenigstens Joni Mitchell. Ich kann jeden einzelnen der zehn Songs auf dem Album »Blue« aus dem Jahr 1971 mitsingen. Der Höhepunkt dieses Heiligen Abends ist jedoch schon am Nachmittag final bei dem Lied »A Case Of You« erreicht, wenn die Textstelle kommt, die mich jedes Mal verlässlich aus den Latschen kippen lässt wie ein dreifacher Whisky ohne Eis: »Oh you are in my blood like holy wine, you taste so bitter and so sweet, I could drink a case of you darling and I would still be on my feet. Oh I would still be on my feet.« Ich drücke immer wieder auf Wiederholen, höre den Song fünfmal in Folge, und dann bin ich tausend Prozent sicher: Ich werde wieder trinken!

Aber nicht hier und nicht heute.

Am Abend kommt mein Exmann mit der Ente, einem Rotwein und einer Flasche Winzersekt. Seit ich nicht mehr trinke, bin ich keine gute Gastgeberin mehr. Während des Kochens stehen wir zusammen in der Küche, er hält ein Glas Sekt in der Hand, und ich stoße an mit einer gekauften Rosenlimonade von Fentimans, von denen ich bisher immer nur das Tonicwasser für Gin Tonic schätzte. Das mit der Lavendellimonade habe ich nicht mehr geschafft, ehrlich gesagt, hatte ich bloß keine Lust, mir Mühe für mich alleine zu geben. Die Rosenlimonade ist so süß, dass ich sie mit Wasser strecken muss, gibt mir und den anderen aber vielleicht wenigstens das Gefühl, dass ich nicht mit Wasser pur anstoße. Es soll doch ein wenig festlich sein. Wir hören Frank Sinatra und mein Lieblingsweihnachtslied von Dolly Parton: »Hard Candy Christmas«. Eins der Lieder, die ähnliche Wirkung auf mich haben wie Joni Mitchell oder Winzersekt. Muss höllisch aufpassen, jetzt bloß nicht sentimental zu werden. Mit Rosenlimonade bin ich auf der sicheren Seite, was ich spätestens dann weiß, als man mich beim Verzehr der Ente mit einem Namen anspricht, der definitiv nicht meiner ist. Kurz schlucken, auf den Teller gucken, dann frage ich: »Wie hast du mich eben genannt?« Huch, nur ein kleiner Ausrutscher. Ich erwidere nichts, zerdrücke meinen Knödel und esse weiter, als sei nichts geschehen. Als würde mir nicht die Galle hochkommen, und zwar deshalb, weil sie es nicht tut. Weil es mich nicht berührt, weil ich es kurios, aber nicht tragisch finde. Es entwickelt sich aus diesem kleinen, doch sehr menschlichen Malheur ausnahmsweise kein Drama. Ich nehme es nicht zum Anlass, auszuticken, mir theatralisch nachzugießen, staune nur innerlich etwas. Die anderen beiden tun es auch, sie wirken erleichtert, dass kein Krieg am Tisch ausbricht. Ich bin so friedlich im Inneren, als hätte ich ein Röhrchen Beruhigungstabletten geschluckt. Lebendig fühlt sich anders an.

Das zentrale Gesprächsthema des Abends ist seltsamerweise die Rebenkunde. Es wird über Jahrgangssekt und Winzersekt und Amarone und tolle toskanische Funde des Sommers gesprochen, das Ganze zieht sich über Stunden. Für mich fühlt es sich unendlich an. Ich langweile mich, weil ich nicht mitreden kann oder eher nicht mitreden will, weil mich Alkohol nicht mehr interessiert. Jedenfalls nicht, während ich auf dem Trockenen sitze. Gibt es nicht andere Dinge, über die es sich lohnt zu sprechen, die vielleicht weniger flüchtig sind? Ich sage viermal in einer Stunde: »Wollen wir denn mal langsam bescheren?« Aber niemand hört auf mich, was sicher auch daran liegt, dass die Beatles so laut schreien, dass ich mein eigenes Wort nicht verstehe. Aber auch das wird überhört: »Die Musik ist nicht zu laut, du bist zu alt!« Haha, ja, vielleicht stimmt das. Vielleicht stimmt das aber auch nicht, vielleicht spüre, sehe und höre ich nun all das verstärkt, was sich mit der richtigen Dosis immer so schwerelos hat ausschalten lassen.

Als ich vor zwanzig Jahren schwanger war, war auch Weihnachten. Wir waren zusammen in Wien, und der Mann, den ich sechs Wochen vor der Geburt unseres ersten und einzigen Sohnes heiraten würde, bedauerte, dass wir nie zusammen Rotwein getrunken hatten. Schade, sagte er, und ich fühlte dasselbe. Wir kannten uns nur wenige Wochen, dann war ich auch schon schwanger. Es gab nur eine kurze Zeit zu zweit, dann waren wir zu dritt. Für immer. Das sind wir heute noch, wie wir hier am runden Tisch sitzen, der Tisch mit den vier Drehstühlen. Nun aber Bescherung bitte, ich kippe sonst vor Müdigkeit vom Hocker. Dieses Jahr habe ich mir gewünscht, dass man mir nichts schenkt. Erst sagte ich: Bitte nur Schokolade oder Duftkerzen. Dann ruderte ich zurück und ordnete an: Bitte nicht mal das. Lieber möchte ich Geld spenden für Menschen, die andere Sorgen haben als Duftkerzen. Ich bekomme schließlich unterm Baum drei Geschenke überreicht: eine Geldspende und zwei Duftkerzen. Ich freue mich sehr, auch darüber, dass es nichts ist, was für immer ist. Das Auspacken der Geschenke ist in unserer Familie stets begleitet von unzähligen Erklärungen, warum dieses, wieso jenes, was man sich dabei gedacht hat, nichts geschieht gedanken- oder lieblos. Das ist rührend, diese Bemühungen, einander richtig zu verstehen. Ich folge all dem und erkenne so viele Missverständnisse zwischen uns, am liebsten würde ich uns wie eine Souffleuse zuflüstern: Das hast du gerade falsch verstanden, das hat er anders gemeint, oder: Ich wollte eigentlich dies und jenes damit ausdrücken. Aber ich komme weder gegen das Tempo noch die Lautstärke in meinem kleinen Wohnzimmer an.

Um Mitternacht bin ich erschlagen, räume die Spülmaschine ein, stecke noch mal neue Kerzen an den Baum, gähne und kann den Gesprächen wirklich nicht mehr folgen. Es ist so laut, die Beatles und die Stimmen. Warum schreien alle so? Kurz nach Mitternacht verabschieden wir uns, das Kind, das groß ist, geht noch aus, so wie ich ausging, als ich in seinem Alter war. Heute bleibe ich zu Hause, puste all die Kerzen aus und klopfe mir auf die Schultern. Die haben es nötiger als meine Nieren.

NIMM BITTE DIESEN SCHEISS CHAMPAGNER MIT, BITTE!

EIN bisschen hatte ich mich vor dem Tag gefürchtet, an dem ich zum ersten Mal wieder zurückkehren würde in meine alte Wohnung, die ich viele Jahre mit meiner Familie bewohnt hatte. Wohnungen sind für mich schon immer mehr gewesen als Gebäude. Mein Zuhause hat mir viel bedeutet, war Hülle und Heimat. Ich bin in meinem Leben so viel umgezogen, dass jede neue Bleibe für mich eine Prüfung war. Werde ich die alte vergessen können? Werde ich leiden, Heimweh haben nach meinem alten, vertrauten Nest? Die Chancen, dass ich heulend bei den Nachmietern klingeln würde, weil ich zurückwollte, standen nie schlecht. Es passierte jedoch bei diesem Wohnungswechsel zum ersten Mal nicht. Ich bin glücklich, frei und besuche meine Nachmieter eines Abends »zwischen den Jahren«. Es sind Freunde von mir, keine engen, aber wir kennen uns schon ein paar Jahre. Als ich vor dem Haus stehe und klingle, bin ich aufgeregt. Meine Freundin begrüßt mich oben in der Tür und strahlt. Kurz ist es komisch, es riecht anders und sieht natürlich anders aus. Wir laufen den kilometerlangen Flur entlang, die Küche wirkt plötzlich riesengroß und die Decken viel höher als früher. Ich setze mich an den Küchentisch. Sie steht an meinem ehemaligen Herd und wendet panierte Schnitzel, es gibt heute etwas Ukrainisches für mich. Wie sie da so steht mit dem Pfannenwender in der Hand, in einem hautengen roten Rolli und einer Jeans, das wirkt so erwachsen und sophisticated. »Wir haben extra Moët für dich gekauft«, sagt sie, und ich muss schon wieder jemanden enttäuschen. Sie ist es natürlich, und ich kann sie gut verstehen. Nun sehen wir uns endlich mal, die Sache mit unserem Wohnungstausch ging so reibungslos über die Bühne, ich hatte doch auch immer getönt: »Wenn das echt klappt, lassen wir die Korken knallen!« Und nun hat es geklappt, alle sind zufrieden, und dann sage ich: »Du, für mich lieber Wasser.« Keine zudringlichen Fragen nach dem Warum. Sie ruft ihrem Freund nur zu: »Gib mir ein Glas Champagner, bitte!«, während sie weiter brät. Ich glaube, sie ist sauer. Ich fühle mich gar nicht sophisticated, trage ein bodenlanges Blümchenkleid und komme mir vor wie eine von den Amish oder Laura Ingalls von »Unsere kleine Farm«, wenn sie beim Intro der Siebziger-Jahre-Serie völlig verstrahlt vor Redlichkeit durch die Felder rennt. Habe das Gefühl, es wäre jetzt echt besser zu trinken, um ihnen eine Freude zu machen. Was, wenn wir nichts Gemeinsames haben, wir nicht wissen, was wir reden sollen? Wenn uns in Wahrheit nichts verbindet?

Am Abend zuvor bei der Eröffnung eines Pop-up-Stores war es viel leichter, nichts zu trinken. Beim Betreten des klei-

nen Ladens roch es nach Kotze. Oder eher: So empfand ich es.
Denn natürlich hatte sich keine der Damen unter den Kleider-
stangen erbrochen, aber den Gärungsgeruch assoziierte ich
leider mit etwas Unschönem, und es war zweitrangig, ob er
von Prosecco, Sekt, Crémant, Cava oder hochwertigem Champagner kam. Der Shop roch so säuerlich wie der Atem der Erwachsenen, den man als Kind hasst. Nun aber riecht es köstlich
nach Duftkerzen, das Essen schmeckt phantastisch, wir haben
sehr wohl was zu erzählen, wir lachen viel, und ich mache mit
vollem Mund eine schmutzige Bemerkung, die ziemlich auf
den Punkt ist. Okay, versaute Witze gehen also auch nüchtern,
stelle ich fest. Das beruhigt mich und meine Gastgeber extrem.
Sie fragen, was ich an Silvester vorhabe. Ich habe nichts vor,
sage ich, ich bleibe alleine zu Hause. »Ich liebe das!«, füge ich
an, um ihren erschütterten Gesichtsausdruck abzufangen. Er
sagt, er könne das verstehen. Sie sagt, das ginge auf keinen Fall,
das sei ja schrecklich traurig, das darf man nicht tun, in Russ-
land hieße es sogar, das bringe Unglück. Mir bringe das Glück,
alleine zu sein, beharre ich, ich mag Silvester nicht, ich weiß
auch gar nicht, wo ich die Menschen um Mitternacht anfassen
soll, die ich alle nicht kenne, die sich um den Hals fallen und
»Frohes Neues« rufen, und von denen keiner mehr weiß, wie
er heißt oder heimkommen soll, weil keiner mehr fahren kann.
Man findet nie ein Taxi, und jedes Jahr ist einem saukalt in den
windigen Kleidchen, man stöckelt verloren über Kopfstein-
pflaster und verdammt die Welt. Mir macht das keine Freude.
»Ich werde mir etwas kochen, ein paar Folgen _Divorce_ schau-
en und mir Tarotkarten legen.« Sie guckt ernst: »Wenn du alt
bist, bist du noch oft genug alleine.« Es ist wie eine Warnung,

dass ich jetzt noch kann, jetzt bin ich noch jung und versaut genug, um Silvester unter Menschen zu gehen, aber bald werde ich mit einem Mumm-Piccolo alleine zu Hause sitzen und Jahr für Jahr »Dinner For One« im Fernsehen gucken, bis ich sterbe. Ich weiß nicht, wie alt ich werden muss, um noch mehr allein zu sein. Und ist nicht jeder Mensch immer allein? Sie nicht, sie fliegen zu zweit nach L.A., dort soll die Sonne scheinen. Ja, ich werde an Silvester alleine sein, weil ich nicht mal nach Frankreich fliegen will, aber ich werde mich hoffentlich daran erinnern, dass ich betrunken auch immer alleine war. Ich habe es nur einfach nie bemerkt.

Auf dem Nachhauseweg muss ich tanken, ich halte an der Tankstelle und sehe an der Zapfsäule ein Werbeplakat kleben: »Feine Weine für Weinkenner und Grand Plaisir Champagner.« Daneben prangt die Angabe »7 % Ethanol«, aber das hat nichts mit dem großen Trinkgenuss, sondern dem Sprit zu tun. Interessant, dass an Zapfsäulen, aus denen Benzin kommt, nun Getränkevorschläge hängen. War das schon immer so, habe ich es nur nie wahrgenommen? Und dann entsinne ich mich aus dem Nichts an das Silvester vor ein paar Jahren, als ich mit meinem damaligen Freund in unserem Lieblingsrestaurant war, wir aber aus irgendwelchen Gründen die einzigen Gäste blieben, was ziemlich deprimierend war. Um Mitternacht gingen wir vor die Tür auf die Straße, neben uns unter dem Raketenfeuer und Geknalle stand eine junge Familie. Die Mutter trug einen gigantisch großen Mexikaner-Hut aus grünem Stroh, sie schwankte und böllerte, und als ich das nächste Mal hinsah, lag sie mit ihrer Flasche Sekt auf dem Asphalt. Ihr kleines Kind schrie panisch, der Mann eilte herbei, hob sie auf, ihr

Knie blutete, und alle drei verschwanden verhuscht im Haus. Das ist wahrscheinlich damit gemeint, wenn man sagt: Rutsch gut rüber. Kommt alles nicht in Frage für mich dieses Jahr, ein gutes Gefühl, zu wissen, dass ich einfach schon vorher weiß, dass nichts Tragisches geschehen wird. Wie denn auch, alleine zu Hause. Warum habe ich eigentlich nicht eine einzige Einladung bekommen? Und warum hat die Freundin, die jedes Jahr, einfach nur so aus Spaß, bereits am 30. Dezember mit ganz vielen Freunden Silvester in einer Bar vorfeiert, mich dieses Mal gar nicht eingeladen? Letztes Jahr tat sie das noch. Weil sie weiß, dass ich zurzeit nichts trinke, weil sie denkt, mit mir könne man zurzeit keinen Spaß haben? Oder liegt es einfach nur daran, dass ich im letzten Jahr nicht erschienen bin und sie davon ausgeht, ich hätte was Besseres vor?

Am Silvestermorgen habe ich nur eine Sache vor: Ich fahre in den Getränkemarkt, um zwei Kisten Wasser zu besorgen. Hinter mir ein Typ, der sagt, kein Stress, er habe Zeit: »Ich mach bei dem Fest eh nicht mit.« Auch ein Abstinenzler vielleicht? Der Laden nennt sich Getränke-Oase, aber es ist mehr ein Getränke-Inferno: Es wimmelt vor Spirituosen. All das brauche ich nun nicht mehr. Meine innere Gelassenheit hält an, bis mein Sohn mich am Nachmittag fragt: »Trinkst du an Silvester auch nicht?« Nein, ich werde weder an Silvester noch am Valentinstag noch an Fasching noch an meinem Geburtstag noch an Ostern etwas trinken. Und nein, das stimmt nicht ganz, ich trinke ja, mindestens drei Liter Wasser und Tee am Tag. Warum tun denn alle so, als hätte ich aufgehört zu essen? Ich verhungere nicht, es geht mir gut, ich bin auch nicht dehydriert, ich habe nur aufgehört, Alkohol zu trinken! Er sagt: »Okay, dann kann ich doch die Flasche Champagner, die noch von Weihnachten im Kühlschrank ist, heute Abend mitnehmen, oder?« Nimm sie mit, bitte, nimm sie mit, schaff sie endlich aus dem Haus, damit wir das hinter uns haben, bitte! Er nimmt sie mit und geht auf eine Feier. Später am Abend trifft eine E-Mail ein. Es ist ein Newsletter des Modelabels »The Reformation« aus Los Angeles. Es ist ein cooles Label, das sexy Kleider macht, die auch noch umweltfreundlich hergestellt werden. Sie schicken so etwas wie eine Liste der Neujahrsvorsätze für 2017. An erster Stelle steht: »Drink more in January.« Haha, das soll natürlich witzig sein, jetzt, da sich doch alle vornehmen, im Januar weniger zu trinken. Dennoch geht mir diese Art von Humor langsam richtig auf den Keks, diese lauen Witze übers Trinken sind wie Witze über Sex: Sie verraten viel über den Erzähler. Ich liebte diese Sprüche ja früher auch: »Noch ein Martini und ich liege unterm Gastgeber« oder »Meine Vorstellung von Glück? Keine Termine und leicht einen sitzen.« Oder die Werbetafel, die ich kürzlich vor einer Kneipe in Frankfurt sah: »Unser Bier ist kälter als das Herz deines Ex.« Gott, sind wir alle lustig.

Es ist null Uhr. Ich stehe in meiner Schlafanzughose und einer maisgelben Strickjacke hinter der Fensterscheibe, sehe mir das Feuerwerk und die jungen Nachbarn aus dem Haus an, wie sie »Frohes Neues!« brüllen, im Vorgarten stehen, Partyhütchen aufhaben und Raketen in leere Sektflaschen stellen. Warum beschämt mich mein eigener Zustand, macht mich so unsicher und so maßlos traurig? Weder habe ich mir was gekocht noch meine neue Lieblingsserie geguckt, geschweige denn Tarotkarten gelegt. Ich sitze einfach nur rum. Mein Sohn schickt eine Nachricht, frohes Neues und so, und »P.S.: der Champagner war der Hammer!« Da seien sich alle einig gewesen. Ich werde das vielleicht nie mehr beurteilen können. Um eins gehe ich ins Bett, liege lange wach, und je mehr Zeit vergeht, je mehr die Nacht voranschreitet, je mehr der Morgen sich nähert, umso besser geht es mir, umso mehr kehren Mut und Stärke zu mir zurück. Vereinzelt höre ich immer noch eine Rakete aufsteigen und einen Besoffenen grölen. Morgen früh werde ich das neue Jahr feiern. Es wird mein Jahr werden, es wird meine Zeit kommen, es wird wunderbar sein. Und ihr werdet alle tief und fest schlafen.

WENN ES SO EINFACH WÄRE, WÜRDE ES JA JEDER MACHEN

SAMSTAGMORGEN, 20. Januar, das Jahr ist noch jung. Ich wünsche seit Wochen ein mutiges 2017, keine Ahnung, warum ich ausgerechnet das Adjektiv wähle. Aber alle freuen sich über diesen Begriff. Mutig, ja, das könne man gebrauchen. Etliche erzählen, sie würden im Januar übrigens auch »Dry January« machen. Ist ja zu Jahresbeginn immer ein Massentrend, aber dieses Jahr bilde ich mir ein, die Inspiration dazu zu sein. Warum kündigen eigentlich alle ihren Verzicht auf Englisch an, obwohl diese beiden Worte nicht wirklich geschmeidig auszusprechen sind? Nachdem man das r von dry über die Lippen gebracht hat, muss man ja noch mal die Zunge an den Gaumen rollen für das zweite r im January, was klingt wie Kinder, die so tun, als könnten sie Englisch sprechen. Aber trockener Januar zu sagen ist offenbar die größere Hürde. Trocken, das erinnert ja gleich an einen trockenen Alkoholiker, und damit wollen wir echt nichts zu tun haben.

Ich erfahre also plötzlich geballt und ungefragt, dass sie den ganzen Januar nichts trinken werden. Manche fügen noch schnell an, »oder eher fast nichts trinken« werden. Also halbtrocken, falls doch ein Anlass ansteht, bei dem Nichttrinken einfach nicht geht. Sie fürchten wohl, in ihrem Vorhaben umzukippen. Wie hat Tom Waits mal so schön gesagt? »I don't have a drinking problem, except when I can't get a drink!« Ich kenne das nur allzu gut, es gibt ja auch pausenlos so viele Weils: weil es so schön ist, weil es so traurig ist, weil es so spät ist, weil es so langweilig ist, weil man gekündigt, verlassen, verletzt wurde, oder einfach nur so, weil es doch dazugehört. So ein Anlass muss auch der Geburtstag gestern gewesen sein, es sei so witzig gewesen, und na ja, dann machte man eben eine Ausnahme. Es ist zwölf Uhr mittags, als meine Freundin diese Sprachnachricht schickt. Sie klingt reizend, nicht übersäuert, hört sich so an, wie Frauen gerne in schlechten Filmen dargestellt werden: bisschen zerzaust, mit Whiskystimme, sexy in einem zu großen Bandshirt. Getanzt bis nachts um drei habe sie, am Morgen, als sie heimkam noch kurz die Keramik umarmt, haha, aber jetzt, also bis auf den dicken Kopf, ginge es ihr echt super!

Früher, also vor drei Monaten, wachte ich auch manchmal erst um diese Zeit am Wochenende auf oder hing zumindest noch in einer Jogginghose auf dem Sofa rum. Nicht, weil ich jeden Samstag derbe verkatert war, aber weil das Trinken am Freitagabend schon irgendwie dazugehörte. Was ich nicht wusste ist, dass selbst eine kleine, aber regelmäßige Menge dazu führt, dass man weitaus weniger Energie hat. Heute war ich bereits die Erste im Café. Das Café nennt sich »less political«, was ich auch schon gleich wieder persönlich nehme, weil ich korrekt und übereifrig der erste Gast am Samstagmorgen bin. Selbst auf dem Flohmarkt ist noch nichts los, schlafen noch alle, ihnen steckt die Nacht noch in den Knochen. Mir steckt nichts in den Knochen, ich bin wie aus Gummi, federe beim Gehen. Der Chef des Cafés steht vor der Tür und schlägt die Fußmatten gegen die Hauswand. Ich betrete den Laden und bestelle einen großen Cappuccino mit Vollmilch, das sage ich mit Nachdruck, also das voll. Wir verwenden nur Vollmilch vom Biohof, erklärt er mit hochgezogenen Augenbrauen, und ich sage: »Das ist auch gut so!« Ich möchte kein Substitut, kein alkoholfreies Bier, keine Tofuwurst, keine Sojamilch, keine H-Milch und schon gleich gar keine fettreduzierte Einskommanochwasmilch. Vor allem aber will ich nicht, dass er denkt, dass ich so eine schmallippige Ziege bin. Ich trinke zwar keinen Alkohol mehr, aber Vollmilch, als gäbe es kein Morgen. Und Kaffee, pah, mindestens drei Tassen täglich! Dazu ein Croissant, ja bitte mit Butter. Als sei Fett die Wiedergutmachung für meine Abstinenz. Was ja doppelt doof ist, weil hier gar kein Alkohol angeboten wird, aber der Chef erklärt mir en détail die Unterschiede zwischen Cold Brew, Cold Drip und auch, dass Kaffee bei ihm so behandelt wird wie Wein: »Ein Wein hat bis zu 400 Aromen, Kaffee 800!«

Es ist zehn Uhr morgens, ich weiß nicht, auf welchem Trip ich bin, stürze meinen warmen Cappuccino runter, ohne ein einziges Aroma herauszuschmecken, und bleibe die Einzige im Café. Seltsam, wie sehr ich mich von der Welt entfernt habe, habe ich einen Pakt mit der Menschheit gebrochen? Aber ich bin da, das steht fest, keine Ahnung, wo die anderen alle sind. Ein paar stehen verloren im Nieselregen rauchend auf dem Flohmarkt nebenan. Ich suche einen Spiegel für meinen Flur, finde keinen, aber finde mich plötzlich wahnsinnig gut. Gut im Sinne von richtig, so, wie ich mich selbst mag. Ich komme an einer Reihe von goldenen, hässlichen Modellen vorbei, entdecke mein eigenes Spiegelbild darin und denke für das Zehntel einer Sekunde: Wer ist diese fremde Frau im Holzfällermantel, und warum hat sie so lange Haare? Das letzte Mal habe ich meine Haare an dem Tag schneiden lassen, als ich aufhörte zu trinken, aber ich bin nicht sicher, ob es da einen kausalen Zusammenhang gibt.

Hinter einem Stand sitzen zwei alte Männer unter einer Plastikplane, der eine trägt ein pinkfarbenes Palästinensertuch um den Hals. Er erzählt seinem Kollegen, er habe sich gerade gestern ein paar Dosensuppen gekauft, Speck habe er noch zu Hause. Der andere fragt: »Die von Rewe?« »Nee, die billigen für 69 Cent. Da schneide ich mir Würstchen rein, habe keine Lust zu kochen heute.« Sein Kumpel: »Ja, die billigen Dosen sind auch gut.« Ich erkenne den einen Verkäufer wieder, er ist jener, der mir vor einigen Wochen einen Teller geschenkt hat, weil eine Ecke abgebrochen war. Und ich musste damals schon denken: »There is a crack in everything, that's how the light gets in.« Es war kurz nachdem Leonard Cohen gestorben war.

Mein Sprung in der Schüssel erscheint mir heute so klaffend groß, dass alles reinkriecht, nicht nur das Licht, sondern jedes Wort, jeder Blick, jedes menschliche Wesen, jedes Schicksal, selbst der Speiseplan eines alten Mannes.

Bei jedem Schritt kommt mir der Satz in den Kopf: Wenn es so einfach wäre, würde es ja jeder machen. Aber es ist nicht einfach. Es ist so schwer, dass ich seit einer Woche beinahe täglich mit dem Gedanken spiele aufzuhören. Oder eher anzufangen. Anfangen ist ganz einfach. Man trinkt einfach wieder. Ein Glas, oder drei. Mit dem Gedanken spielen, was soll das eigentlich heißen? Ich werfe mir einen Ball zu und werfe ihn zurück, oder ich lasse ihn einfach zwischen uns plumpsen, den Gedanken, der so störend wirkt. Es ist wie Tischtennis spielen, wenn es einer von beiden nicht beherrscht. Eine Stimme in mir sagt: Was soll das eigentlich werden, warum der Selbstversuch? Die andere erwidert: Es ist gut für dich, nie ging es dir besser. Aber ginge es dir nicht auch gut, wenn du einfach wieder trinkst, aber eben erwachsen, bewusst, nur so viel, dass es dir nicht übel geht, sondern eben nur so für den Genuss, die Geselligkeit, für die Freude, den Geschmack. Wäre es nicht schön, das so zu machen? All das, was ich vorher über die Wirkung von Alkohol gelernt habe, ist plötzlich nicht mehr greifbar, nicht mal mehr abrufbar in meinem Hirn, das nur eins will: Wieder mitmachen. Auch bei den Emojis.

Meine Freundin Pedi schickt mir eine Nachricht, in der es um die Urlaubsplanung für den nächsten Sommer geht. Wir fahren seit vielen Jahren jeden August für ein paar Tage zusammen ans Meer nach Dänemark. Anfangs saßen auf der Rückbank noch mein kleiner Sohn und eine Kiste Wein, später nur noch eine Kiste Wein. Im letzten Jahr hatten wir auch ein Einmachglas mit Campari dabei, für die Abende auf der Terrasse, wenn die Sonne in die Nordsee fällt und wir auf unsere Bräune anstoßen. Meine Freundin, die ich kenne, seit ich elf Jahre alt bin, sagt dann immer: »Du bist heute voll braun geworden, so braun warst du noch nie!« Und ich antworte jedes Jahr gespielt überrascht: »Meinst du wirklich?« Es ist wie ein Skript, das wir beide mal vor langer Zeit geschrieben haben und an das wir uns halten, weil es schön ist, sich aufeinander verlassen zu können. Auch wenn wir beide wissen, dass ich immer die bleiben werde, die so hell ist, dass sie in der Nacht leuchtet.

Diesmal fällt die Anreise auf einen Freitag, schreibt meine Freundin, gefolgt von zwei kleinen Biergläsern, die fröhlich aneinanderstoßen. Die Bildchen auf dem Handy sehen so real aus, ich höre das Zischen des Zapfhahnes der Fischbude, an der wir jedes Jahr sitzen. Geräucherter Lachs und Makrele, das nennen wir immer Omega3-Kur, dazu ein kleines Heineken mit wenig Schaum, manchmal auch zwei. Nee, eigentlich immer zwei. Der Himmel so hell und so weit, die schönste halbe Stunde des ganzen Jahres! Mit was in der Hand soll ich denn dann auf unsere lange Freundschaft, auf unseren bereits siebenunddreißigsten Sommer anstoßen? Mit einer Faksekondi vermutlich, der dänischen Version von Sprite, na Skol!

Bis zum August sind es noch sechs Monate, ein halbes Jahr. Wer weiß, was bis dahin ist, denkt sie sicher. Oder denke ich. Vielleicht auch, na ja, bis dahin werde ich ja wohl wieder trinken. Alles dreht sich ums Trinken. Mir fällt kein Emoji ein, das diesen Zustand ausdrücken könnte. Außer dem Äffchen, das die Hände über dem Kopf zusammenschlägt. Aber das behalte ich für mich. Fühle mich wie gefangen in meiner selbstgewählten Lage. Sie ist ausweglos. Das ist es! Es gibt keine begrenzte Dauer, kein absehbares Ende, es sind nicht zwei Wochen, um danach wieder zu trinken, weil ich mir selbst zum ersten Mal kein Limit für die Abstinenz gesetzt habe. Es gilt nichts zu überstehen, um sich danach zu belohnen, es gibt nicht mal eine Vision, was danach kommen könnte, was auf mich wartet, am Ende des Tunnels. Es fühlt sich plötzlich an wie ein Für immer, wie ein Eheversprechen. Ein Nie-wieder-rechts-und-links-Gucken. Und niemand kann mir sagen, wie lange für immer ist, ob ich morgen noch da sein werde oder im nächsten Sommer. Sollte man unter diesen unsicheren Umständen nicht jeden Moment genießen, als sei es der letzte, und kann man sich dann nicht auch einfach ab und zu abschießen? Passend dazu trifft die Geburtstagseinladung einer Freundin aus New York ein, der Betreff ihrer E-Mail lautet: »Irgendwann ist das Leben vorbei, bis dahin sind wir unsterblich.« Meine Freundin Anna schwärmte mir mal an einem klassischen, wie sie es nannte, Ich-liebe-die-Bar-und-die-Bar-liebt-mich-Abend von einer französischen Bekannten vor, die jedes Jahr zu Pfingsten in einer kleinen Küche steht, Merguez für hundert Mann brät, Couscous rührt, in der einen Hand einen Gin, in der anderen einen Kochlöffel, zwischen den Lippen einen Joint, während die Kinder sich selbst erziehen und auf Bäumen schlafen, und deren Mantra ist: »Demain n'existe pas.« Das Morgen existiert nicht. Mich wühlte das damals sehr auf, was für eine unerhörte Verführung, so zu denken, so zu leben! Dann ist ja echt alles erlaubt! Oder? Wenn nur das Hier und Jetzt existiert, gibt es weder Reglementierung noch Sühne, nur erschreckende Freiheit.

Heute sitze ich alleine zu Hause und fühle mich, als habe man mich eingesperrt, als könne ich vor nichts mehr wegrennen. Nicht vor der Welt, nicht vor mir. Der Moment, wenn du wegrennen willst, ist der, in dem die wirkliche Veränderung beginnt. Vorwärts kommt man nur, wenn es brennt. So versuche ich mich jedenfalls zu motivieren. Hätte ich wenigstens noch Zucker, um mich ein wenig zu betäuben oder mich zu belohnen, als sei ich ein Hund. Permanent muss ich mich belohnen, dafür, nicht zu trinken. Gut gemacht, feiner Hund, braver Kerl. Aber es gibt keine Leckerlis mehr seit zwei Wochen, versuche mir nämlich gerade auch den Zucker abzugewöhnen, nachdem ich rausfand, dass ich Süßigkeiten genauso konsumiere wie Alkohol und beides für ein und dasselbe einsetze: Um die Ecken und Kanten des Lebens abzurunden, weicher zu machen, knatschig wie das Karamell unter der Schokolade von Toffifees. Alkohol und Zucker nutze, um ein Loch in mir zu füllen. Wenn all das nicht mehr zur Verfügung steht, gibt es noch Plan C: Kreiere Eifersucht, die kann nämlich auch Genussmittel sein, sich suhlen in der Sorge, jemand würde mich womöglich verletzen, hach, geil. Ein bisschen rumjammern, sich leidtun, überall ein wenig kratzen, alles besser, als das auszuhalten, was ist. Was ist denn genau? Es ist diese Abwesenheit von Auf und Abs, es ist unerträgliche Stille, es ist gleichförmiger Rhythmus: Mein Leben war nie gewöhnlicher.

Okay, das ist dann wohl eine Depression, bescheinige ich mir selbst, eine Krise. Meine Freundin Mone meint, das gehöre dazu, ich solle durchhalten. Sie ist eine der zwei Freundinnen, die in mein Buchprojekt eingeweiht sind. Die somit weiß, dass ich es nicht nur so mache. Nur so, wer macht das schon nur so?

Wer ist so blöd und verzichtet freiwillig auf etwas, das einem hilft zu leben? Der Franzose, mein Freund, ist ein schlauer Mann, er sagte kürzlich: »Chérie, wenn es einfach wäre, würde es jeder machen.«

Ach, das machen doch ganz viele, antwortete hingegen eine Freundin neulich, nachdem ich sie fragte, warum sie mich eigentlich nicht nach meinem Warum fragen würde. Sie hatte das so hingenommen, es vergingen Tage, kein Anlass für Nachfragen oder Spekulationen. Es vergingen Wochen, nun sind es bereits Monate, aber sie will wohl nicht wissen, weshalb ich das eigentlich tue. Ich spreche sie darauf an: »Wer denn, wer macht das denn, also nichts trinken? Also, ich meine nicht aus Detoxgründen, sondern so generell. Ich kenne niemanden. Kennst du jemanden?« Darauf folgte der Ach-das-machen-doch-ganz-viele-Satz, plus eine ungemütliche kleine Pause und schließlich ein einziger Name. Der eines Freundes, der nichts trinkt, aber auch seine Motive blieben unbekannt. Dann war das Thema vom Tisch. Es sind nicht nur die anderen, denen mein Ausstieg aus dem Alkohol Unbehagen bereitet, ich bin es selbst. Ich rede nicht gerne über meine Gründe, weil ich kein Fass aufmachen will. Es ist mir unangenehm, den Finger auf ihren eigenen Umgang mit Alkohol zu legen, und das würde ich ja tun, ob ich es will oder nicht. Es würde einfach so passieren, denn was auch immer ich anführen würde, es wäre ein Angriff, der eine Verteidigung in Gang setzen könnte. So ähnlich ist es, wenn man kein Fleisch isst. Dann erzählt einem garantiert irgendeiner der Anwesenden, dass er ja auch fast so gut wie nie Fleisch isst, und wenn, dann also echt nur Bio-Qualität. Ich will das nicht, also sage ich kaum etwas, und kaum jemand fragt etwas, das dazu führen könnte, unseren heiligen Alkohol in Gefahr zu bringen. Anett ist eine der wenigen, die nachhakt. Ich kenne sie kaum, aber nach einem Abend, an dem alle außer mir getrunken haben, fragt sie mich beim Abschied, als ich bereits meine Jacke anhabe: »Und warum trinkst du nichts mehr?« Einen Moment irritiert mich ihr neugieriger Blick, so hat mich bei der Frage noch nie jemand angeguckt. Sie wirkt wirklich interessiert. Ich sage: »Weil Alkohol nichts mehr für mich tut.« Ja, sagt sie, ja, das würde sie verstehen, sie nickt dabei mehrmals, gut, das sei gut. Wir stehen voreinander in der Küche, umarmen uns kurz, und es ist zum ersten Mal so, dass sich ein Dialog zu diesem Thema sauber anfühlt. So, als sei ein Punkt dahinter, den wir beide gesetzt haben. Sie hängt nicht am Alkohol, und ich bin auf dem Weg, mich von ihm zu trennen.

An den Reaktionen der anderen erkenne ich mittlerweile, was Alkohol ihnen bedeutet, aber ich versuche, diskret wegzugucken. Wenn das Trinken so durch und durch unproblematisch ist, weil es sich doch schließlich um ein Kulturgut und erlaubtes Genussmittel handelt, warum ist es dann eigentlich so ein Tabuthema, darüber frei von der Leber zu reden? Wie würde ich denn damit umgehen, wenn eine Freundin auffallend lange nicht mittrinken würde? Habe ich jemals gefragt, warum Anastasia immer mit Cola statt Sekt anstößt, selbst dann, wenn es was zu feiern gibt? Nein, habe ich nie getan, aber letzte Woche nachgeholt. Ihre Antwort war interessant: »Ich mag den Geschmack nicht.« Das reichte mir nicht, weil ich es nicht verstand. Der Geschmack ist doch voll okay, und darum geht es doch auch gar nicht. Interessant war also eher meine Reaktion auf ihre Antwort. Ich hakte nach: »Oder magst du die Wirkung nicht, also beschwipst zu werden?« Sie: »Och doch, das finde ich sogar ab und zu ganz witzig, aber es schmeckt mir einfach nicht, deswegen lasse ich es.« So war ich nie, ich habe mich nie gefragt, ob es mir schmeckt. Ich weiß nicht, ob mir Wein wirklich schmeckt, obwohl mir manchmal, wenn ich den ersten Schluck trank, die Säure den Kiefer zusammenzog. Sicher kein Zeichen für Hochgenuss. Aufschlussreich auch der Abend, als ich mal mit meinem damaligem Freund auf dem Geburtstag einer Arbeitskollegin eingeladen war. Am Tisch mit uns saß der Mann einer anderen Kollegin. Als die Grauburgunder-Flaschen rumgingen, hielt er die Hand auf sein Glas. Ich erinnere mich daran, wie unmöglich ich das fand. Das kann doch nicht sein, das jemand nicht trinkt. Also nie trinkt, denn das sagte er, als ich, ohne eine Sekunde nachzudenken, mit spitzem Schrei rief: »Waaas, du trinkst nicht, nie?« Es ist erst wenige Jahre her, aber damals erschien es mir völlig jenseits von allem, was ich mir vorstellen konnte. Später vor der Tür, wo die Raucher standen, stand er auch. Ich mit meinem vom Lipgloss verschmierten Glas in der Hand, leicht lallend mittlerweile, fragte ihn, wann er denn aufgehört habe mit dem Trinken. Er sagte: »In dem Augenblick, als ich bemerkt habe, dass ich schon mittags einen Wein trinken wollte.« Seine nüchterne Offenheit war mir unangenehm, aber ich überspielte sie mit Anteilnahme. »Klar, das kann ich verstehen, da muss man echt aufpassen.« Als habe Alkohol nichts mit mir zu tun, als beträfe das nur ihn, als sei er krank und ich mit heiler Haut davongekommen. Es ist keine literarische Übertreibung, wenn ich an dieser Stelle sage, dass ich und mein damals aktueller Freund, wenige Stunden später auf allen vieren heimkrochen. Am Morgen drauf, der die meiste Zeit nämlich sehr wohl existierte, googelte ich folgenden Begriff: Vergiftung Grauburgunder. Nein, das ist kein Scherz. Ich war sicher, dass etwas in dem Wein war, das ich nicht vertrug. Einfach eine Allergie oder so, eine Traubensorte, die mir nicht bekommt, zu viel Histamin oder wie das heißt, erklärte ich meinem Freund, der immerhin schon wieder in der Lage war, eine zu rauchen. Mir ging es bis zum übernächsten Abend hundeelend. Aber ich wusste ja von nun an, was es zu meiden gilt: Grauburgunder. Und auch Pinot Grigio, denn das ist ja nur das italienische Wort für ein und dasselbe, das hatte ich Fuchs natürlich auch längst kapiert. Danach war ich beruhigt, es ist gut, seine Feinde zu kennen, nicht wahr? Glücklicherweise gab es ja noch tausend andere Rebsorten.

Eine Krise also, gut. Nimm es hin, gehe durch. Mone versucht mich mit den Worten einer Aktivistin aufzubauen: »Halte es mit Greenpeace, geh dahin, wo es weh tut.« Und es tut weh. Kann nur immer noch nicht lokalisieren, wo diese Wunde genau ist. Habe mein Gehirn in Verdacht. Also ich sitze nicht am Samstagabend hier rum und raufe mir die Haare oder habe Schweiß auf der Stirn wie bei einem kalten Entzug, aber ich bin niedergeschlagen, antriebslos, zu Tode betrübt. Nein, es ist nicht schwer, nichts zu trinken, solange man weiß, dass man jeden Moment wieder anfangen wird. Wenn diese Option aus Überzeugung in Zukunft eventuell wegfällt, nur dann weiß man, wie schwer es ist zu verzichten.

Vor mir liegt ein Stickrahmen, ein Stück grobmaschiger Stoff und roter Faden. All das hatte ich vor Wochen gekauft, um ein

Geschenk zu basteln, machte immer einen Bogen drum herum. Ach nee, jetzt nicht, ach nee, das ist öde, keine Lust, was Besseres zu tun. Nun ist es meine Rettung. Ich mache den ersten Schritt, fange widerwillig und in Zeitlupe an, fädle den Faden ein, ein Kreuzstich nach dem anderen. Das Tun tut mir gut, viel besser als das Rumsitzen und denken, die Nadel nach unten, die Nadel nach oben, hier und jetzt, einatmen, ausatmen, es beruhigt mich. Samstagabend, ich sitze echt mit der Lesebrille auf der Nase unter der hellen Lampe und sticke, das kann doch nicht wahr sein! Das Wort Krise kommt aus dem Latein und bedeutet so etwas wie trennen, sieben. Wenn all das Extra wegfällt, was bleibt dann von dir übrig? Das Wesentliche, ich bete, das Wesentliche.

Keine Ikone ohne Negroni

SEIT ich das Kochbuch »Zu Hause bei Audrey« habe, denke ich oft an das Rezept für die Pastasauce mit Wodka. Ich habe es nur einmal gegessen, es war passabel, aber der Gedanke daran, dass ich nicht mal mehr Alkohol in Essen kippen kann, verdirbt mir den Appetit auf das gesamte Buch. Es sind hübsche Fotos darin abgebildet: Audrey, wie sie ein »Coq au Vin« zubereitet, Audrey mit einem Petit Rouge in der Hand, Audrey mixt Aperitivo. Es wirkt jedoch alles sehr kultiviert, sie trägt ärmelfreie Cocktailkleider und eine passende Frisur, ihre Arme sind so schmal wie Spaghettini. Ist Cocktailkleid nicht ein wunderbares Wort? Ich hatte nie ein spezielles Kleid, das ich zur Happy Hour trug. Nun habe ich nicht mal mehr eine Happy Hour. Ich bezweifle, dass Audrey Hepburn jemals einen derben Kater hatte, außer jenen in der Szene in Frühstück bei Tiffany, wenn sie als Escort-Girl Holly Golightly morgens mit einer Schlafmaske auf dem Gesicht erwacht. In der Realität sehen Kater nie so hinreißend aus. Frauen, die einen Kater haben, speien sich die Seele aus dem Leib, essen Döner zum Frühstück und brauchen Tage, bis der Alkohol ihren Körper wieder verlassen hat. Aber das würde nicht taugen für ein Kochbuch.

Eine weibliche Ikone, die ich neu entdeckt habe, ist Olia Hercules. Sie stammt aus der Ukraine, die gerade sehr im Trend liegt, und hat auch ein Kochbuch herausgebracht. Es heißt Mamushka. Sie ist eine schöne Frau, breite Wangenknochen, schmale Bleistiftröcke, dunkle, lange Haare, die ihr wie Schokoladenmousse über die Schulter fließen, wenn sie mit einer Schürze sexy in der Londoner Küche steht und mit bloßen Händen Teig knetet oder ein Stubenküken mit einem alten gusseisernen Bügeleisen plattdrückt. Sie hat ein Gesicht, das sperrangelweit offensteht, als sei sie verknallt in das ganze Leben, und manchmal trägt sie unter ihren Schürzen nur etwas, das wie ein BH aussieht. Ihre Arme sind muskulös und gleichzeitig weich, ihre Schultern gerade, und wenn sie lacht, erinnert sie mich an meine Freundin Alexandra. Ich habe mir ihr Buch sofort bestellt, aber als es eintrifft, setzt es mich in Alarmbereitschaft, so üppig und wollüstig klingt das alles: Chartscho, eine scharfe georgische Rindfleischsuppe, angedickt mit Walnuss, Knoblauch und mit einem Spritzer

Sherry. Auf den Abbildungen sieht man Großfamilien an langen Tischen Borschtsch futtern, es stehen Weinflaschen rum und Teller mit prall gefüllten Kohlblättern. Also eigentlich all das, was ich liebe. Aber es ist mir plötzlich zu gefährlich, diese überbordende orale Lust. Als ich dann noch auf Instagram das Foto von ihr entdecke, in dem sie mit weinrot lackierten Fingernägeln ein Glas umfasst, lasziv lächelt und drunter schreibt »Sherrytime«, ist es bei mir vorbei.

Instagram ist wie ein Frauenmagazin der Jetztzeit: Man sieht sich die Abbildungen an, vergleicht sich mit den anderen, scheinbar makellosen Frauen, die doch Fremde sind und bleiben, deren Lebensgeschichte man nicht kennt, aber deren Tagen und Nächten man folgt, als seien sie Freundinnen. Ein erschreckendes Beispiel für die Macht dieser Instagram-Stars war der Account von Louise Delage. Auf den Fotos, die die offensichtlich aparte Französin dreimal täglich postete, sah man einen Lebenswandel zum neidisch werden: selbstbewusstes Lächeln, weiße Zähne, schicke Looks, Party-Hopping, super Reisen, Chillen in angesagten Pariser Nachtclubs, auf dem Boot, in Pools. Ein Leben wie aus dem Hochglanzmagazin, das innerhalb von zwei Monaten 40 000 Follower zur Folge hatte. Keiner wusste, wer die coole Frau überhaupt war, es interessierte auch niemanden, dass Louise Delage auf beinahe jedem Foto einen Drink in der Hand hielt. Mal trank sie ein Bier aus der Flasche, während sie auf einer Luftmatratze trieb, mal prostete sie Freundinnen mit einem Weißwein zu, mal war es Champagner, mal ein Gin Tonic auf einem Urlaubsschnappschuss, mal ein Single Malt, alle in hübsche Filter getaucht. Den Followern gefiel und gefiel es, sie sahen einfach nur ein glückliches junges

Mädchen, das sein Leben genießt. Die Sache ist, dass Louise Delage nie eine echte Person war, sondern es sich bei ihr um eine Kunstfigur und einen Fake-Account handelte, der sichtbar machen sollte, wie wir auf die Sucht unserer Freunde gucken und wie wenig bewusst wir wahrnehmen, welche Hauptrolle Alkohol im Leben von allen spielt. Es handelte sich dabei um eine Kampagne für die Organisation Addict Aide mit dem Titel »Like My Addiction« von der Pariser Agentur BETC. Nach ca. zwei Monaten deckte die Firma das Projekt mit einem YouTube-Video auf.

Als Olia Hercules am Neujahrsmorgen schließlich eine Schüssel mit einem etwas undefinierbaren Mix aus Erbsen, Sauerrahm und Schinkenwürfeln postet, der die Bildunterschrift #HangoverOlivierSalad trägt, schicke ich das Kochbuch, ohne ein einziges Rezept selbst ausprobiert zu haben, umgehend zurück. Was soll ich damit anfangen? Es macht mich wütend, zu lesen, dass sie so keck kundtut »No drinking (at least until tomorrow)«. Der Witz hätte doch von mir kommen können! Das war doch immer genau meine Art von Humor, meine Art, mit Alkohol umzugehen. Eine Trinkpause einlegen, haha, bis morgen. Und nun macht es mich aggressiv, weil ich nicht mehr dazugehöre zu den coolen Frauen, die dem Leben so zugewandt scheinen. Bin ich automatisch draußen, abgewandt von allem, was das Dasein einer Frau leicht und locker macht? Zu spät entdecke ich, dass es in ihrem Buch auch alkoholfreie »possets« gibt, das sind Molkegetränke aus Mango und Passionsfrucht, die so appetitlich wie Cocktails zubereitet sind. Auch, dass in ihrem Küchenregal neben dem Kupferkessel und der verrosteten Knoblauchpresse nur zwei Weingläser stehen. Es macht nicht den Anschein, dass sie permanent Gäste mit Alkohol abfüllt. Und wenn doch, was hat es mit mir zu tun? Warum vergleiche ich mich mit ihr, sie mit mir, und warum schneide ich am Ende so ab, als sei ich die Dumme? Weil mit einer Wucht Widerstände hochkommen, mit denen ich bei dem Thema Abstinenz nicht gerechnet hätte. Was besteht wohl für ein geheimnisvoller Zusammenhang zwischen Alkohol und meinem Selbstbild von Schönheit? Warum glauben die meisten Frauen, die ich kenne, Alkohol würde sie auf eine mystische Art anziehend machen, wo doch in Wahrheit das Gegenteil der Fall ist?

Ein anderer Instagram-Star ist Caroline de Maigret. Sie ist eine coole Braut. Woher ich das weiß? Weil ihr Haar nie gekämmt ist. In einem Interview erzählte das Model mal, man solle bloß kein teures Shampoo verwenden. Ein billiges aus dem Drogeriemarkt würde es vollkommen tun, sogar ein Ein-Euro-Produkt wäre besser, weil es das Haar minderwertig pflegen und in der Folge rauer machen würde. Raubeinigkeit ist schon mal eine gute Zutat, wenn es um Coolness geht. Außerdem ist Caroline de Maigret Französin, was Frauen jeder anderen Herkunft per se für einen Garant für Lässigkeit halten. Sie hat das Buch geschrieben: »How To Be Parisian – Liebe, Stil und Lässigkeit à la française«. Darin verrät sie unter anderem den heißen Tipp, dass man allzeit bereit sein soll für ein kleines Tête-à-tête, selbst in der Bäckerei sollte man sich niemals in einer Jogginghose blicken lassen, wer weiß, wem man beim Croissantkauf begegnet. Immer so aussehen, als sei man bereit für eine heiße Nummer, das sei das Credo der Französinnen. Ich weiß nicht, wie es anderen Frauen geht, aber ich möchte nicht bei jedem Passanten mit einer Baguettestange unterm Arm an einen erigierten Penis denken müssen.

Caroline trägt meist unaufgeregte Farben und durchdachte schlampige Looks, die keinerlei Ähnlichkeit mit meinen Leggings-Outfits haben, fährt furchtlos auf einem Roller durch Paris und guckt immer so genervt, als sei das ganze Leben eine einzige Zumutung. Und eines Mittags, als ich bereits den halben Tag mit einer schmerzvollen Klarheit überlebt habe, auf dem Pilates-Schlitten beinahe gestorben wäre, ein saugesundes Frühstück, ein vernünftiges Mittagessen verzehrt und schon etliche Wochen nichts getrunken habe, postet sie auf Instagram ein Foto von sich auf der Rückbank eines Pariser Taxis. Drei Viertel ihres Gesichts sind von einer dunklen Sonnenbrille verdeckt, der Rest von ihren Ponyfransen. Das Bild ist mit dem Hashtag #hangover versehen. Dafür bekommt sie Tausende von Likes. Es ist nur ein Wort, aber es veranlasst mich, zu denken, ich sei eine ganz kleine Wurst. Eine durch und durch bürgerliche kleine Wurst, die nicht mal mehr einen Kater riskiert. Wenn die unerschütterliche Caroline de Maigret einen so stilvollen Kater hat, der derart Bohème ist, dass es ein Vergehen wäre, ihn nicht auf allen sozialen Medien zu teilen, dann muss doch verflucht nochmal was dran sein am Trinken, dann kann es doch nicht falsch sein!

Warum brüsten sich Frauen damit, ordentlich einen über den Durst getrunken zu haben? Häufig ist es ein regelrechter Wettkampf: Wer fühlt sich wie gut, wie schlecht am nächsten Morgen, wer geht wie salopp damit um, wer hat die krasseste Story zu erzählen. Der Hangover-Battle findet beileibe nicht nur bei starken Kerlen statt, sondern interessanterweise vor allem bei Frauen. Ich kenne unzählige Geschichten von Freundinnen, die rückblickend, wenn sie stolz erzählt werden, wie ein Actionfilm klingen. Eine musste mal mit dem Hubschrauber von einer Party abgeholt werden, so bedrohlich war ihre alkoholisierte Lage. Oder die Bekannte, der man den Führerschein abnahm, als sie auf die glorreiche Idee kam, mit 2,6 Promille noch mal nachts zur Tanke zu brettern, um Zigaretten zu holen. Halsbrecherisch war auch der Absturz einer Freundin, der mit einem Sturz vom Rad endete und einem einzelnen verlorenen Schuh, den wir einen ganzen Vormittag lang suchten, wobei wir uns nicht zusammenreimen konnten, was in der Nacht zuvor genau geschehen war. Zumal die sommerlichen Bastschuhe ja mit Bändern um ihre Fesseln gebunden waren. Jedenfalls waren sie das noch, als der Abend bei einer Flasche zertifiziertem Bio-Rosé auf der Terrasse des vegetarischen Restaurants begann. Ach ja, und die Freundin einer Freundin landete neulich in der Notaufnahme, weil sie sich beim Feiern zwei Schneidezähne ausschlug, als sie gegen die Tür der Herrentoilette eines Clubs lief. Von meinen eigenen Kamikaze-Aktionen ganz zu schweigen. Das alles ist weder witzig noch cool, wird aber gerne nachträglich so verkauft: Was uns nicht umbringt, macht uns stärker. Als seien all diese Bad-Girl-Kapriolen ein Beweis für einen Mangel an Biederkeit. Die Formulierung »über den Durst trinken« ist übrigens spannend. Denn Alkohol macht leider wirklich sehr durstig, das heißt, dass man immer mehr trinken muss, weil man bereits während des Trinkens einen riesigen Brand entwickelt, den man in den frühen Morgenstunden gierig mit Sprudelwasser stillt, jedoch in der Nacht meist mit alkoholischen Durstlöschern. Alkohol entzieht dem Körper Wasser, das weiß jedes Kind. Mein erwachsener Sohn hat das im Gegensatz zu mir verstanden, er stand letzten Sommer mal belustigt und kopfschüttelnd an meinem Bett, weil er nicht verstehen konnte, »wie man sooo einen krassen Kater bis zum Abend haben kann«, ob ich mich denn nicht an die Regel halten würde. Welche Regel denn, um Gottes willen? »Na, nach jedem zweiten Drink ein Wasser!« Anscheinend wirkt das Wasser bei mir weniger gut als die Drinks. Von beidem ist immer gleich viel auf dem Tisch, mein Kater wurde aber mit den Jahren immer übler. Was nicht an der Menge des Alkohols lag, ich trank nicht etwa mehr, ich vertrug nur immer weniger. Das mag am Alter liegen, aber vielleicht ist das auch nur eines der Märchen, die man sich selbst erzählt. Denn wenn ich es mal so richtig Revue passieren lasse, hing ich als Twen nach dem Trinken genauso in den Seilen wie heute. Der Unterschied ist, dass ich heute mehr darunter leide, hart mit mir umzuspringen, deutlicher spüre, dass das nicht so richtig freundlich mir selbst gegenüber ist. Nach einer lustigen, langen Nacht sehe ich auch nie so abgerockt gut aus wie eine Caroline de Maigret, sondern einfach nur tagelang wie ein Wrack. Anstatt dem Alkohol abzuschwören, hätte ich mir natürlich auch einfach eine größere Chanel-Sonnenbrille kaufen können.

Die Pariserin mit den Zottelhaaren modelt unter anderem für Uhren aus dem französischen Traditionshaus, in dem Chanel-Werbespot sitzt sie an einer Bar und schaut auch wieder herrlich gelangweilt aus der Wäsche. Ich gucke seit ein paar Wochen keine einzige Sekunde gelangweilt, obwohl mein Leben so entsetzlich langatmig ist. Ein Nebenprodukt des

Nüchternseins ist nämlich, dass man die Zeit nicht künstlich verändern kann. Eine Minute ist eine volle Minute lang, keine Stunde wird schneller, kein Abend lässt sich vorspulen, mit Hilfe von Getränken in die Länge ziehen oder verkürzen. Ich gucke dennoch niemals teilnahmslos. Ich schaue alarmiert, fröhlich, traurig, irritiert, neugierig, missmutig. Aber gelangweilt habe ich nicht in meinem Repertoire. Hatte ich das früher? Ist es vielleicht so, dass ich es verlernt habe, seit ich nicht mehr Alkohol an meiner Seite habe, der mir Gelassenheit verleiht? Ein gelangweilter Gesichtsausdruck war schon immer Synonym für eine entspannte Rutscht-mir-doch-alle-mal-den-Buckel-runter-Attitüde. Für Coolness. Früher war ich auch mal eine coole Sau. Meine Vorbilder waren Thelma & Louise, aus dem gleichnamigen Film. Mit meiner Freundin Alexandra lag ich Samstagmittag gerne auf dem Bett ihrer Einzimmerbude, wir sahen Filme, die wir aus der Videothek liehen, und leerten im Laufe des Nachmittags eine Flasche Baileys Irish Cream, der aus 17 Prozent Alkohol und 50 Prozent Rahm besteht, plus Unmengen von Zucker. Angeblich enthält das beliebte Mädchengetränk keine Konservierungsstoffe, das ist laut Hersteller nämlich nicht nötig, weil der Alkoholgehalt des irischen Whiskys die Sahne ausreichend konserviert. Aber über all das machte ich mir damals keine Gedanken. Er schmeckte einfach nur lecker. Wir waren Anfang zwanzig, wild im Kopf, weich im Herzen, wir wollten hart sein, Feministinnen, selbstbewusst wie Madonna, uns nichts gefallen lassen, notfalls erschießen wir auch knallhart ein paar Kerle wie Thelma und Louise. Damals auf ihrem Bett wussten wir nicht, dass Alexandra, noch bevor sie vierzig wurde, sterben und ich sie mein Leben lang vermissen würde. Nein, mit Alkohol hatte ihr Tod nichts zu tun.

Was zeichnet eine coole Frau aus? Ich beschäftige mich seit Wochen damit, um herauszufinden, welche Optionen ich noch habe, jetzt nachdem der abgespeckte Kate-Moss-Lifestyle (kein Koks, aber Gin Tonic) wegfällt. Caroline de Maigret fällt auf den ersten Blick in die gleiche Kategorie wie Romy Schneider und Kate Moss, sie eint die Fähigkeit, sich mit Rotzigkeit ins Leben zu stürzen. Einer Caroline de Maigret nehme ich tatsächlich ab, dass sie unverwüstlich ist. Bei Kate Moss schwanke ich noch, ob wirklich alles an ihr abperlt oder sie vielleicht einfach nur schlicht gestrickt ist. Romy Schneider war jedoch berühr- und verwundbar und ließ die ganze Welt daran teilhaben. Kate Moss tut das nicht, sie gibt nicht mal ein Interview. Ihr Motto ist »Never complain, never explain«. Ja, und dann gibt es da eben noch den Fall Audrey Hepburn, die war zwar wunderschön grazil, aber verkörperte so etwas durch und durch Anständiges. Ich kann mir ihr hübsches Gesichtchen partout nicht über einer Kloschüssel vorstellen. Vergleichen macht immer unglücklich, und genau diese Gegenüberstellungen sind es, die mich daran zweifeln lassen, ob das, was ich tue, oder eher nicht mehr tue, richtig ist. In denen ich versuche, das eine vom anderen zu trennen, also Attraktivität vom Alkohol zu separieren, herauszufiltern, was mir an diesen Frauen gefällt und von dem ich befürchte, es nun für alle Zeit zu verlieren. Aber es gelingt mir nicht. Es gibt nun zwei Arten von Schönheit, die in meinem Weltbild stets miteinander konkurrieren. Sie stehen im Widerspruch, es ist ein ständiges

Entweder-oder, als müsse ich mich entscheiden, zu welchem Lager ich gehören will. An wem soll ich mich nun orientieren, wenn alle, die ich mal beneidenswert fand, die mir ein Vorbild waren, entweder tot sind oder ihren Kater propagieren?

Der Franzose fragte mich kürzlich, wie man eine so gebrochene Frau wie Romy Schneider derart vergöttern kann, wie ich es tue. Er würde das einfach nicht verstehen. Ich hatte keine Antwort, aber zu dem Zeitpunkt, als er die Frage stellte, trank ich auch noch. Jetzt denke ich manchmal, dass er recht hatte. Es gibt ja diese berühmten Fotos, die der Berliner Fotograf Robert Lebeck 1981 in Quiberon von ihr schoss. Sie war in einem Sanatorium in der Bretagne, und der Stern-Autor Michael Jürgs und eben Lebeck besuchten sie für eine Reportage. Sie verbringen den Tag zusammen an der Küste, kehren ein in eine Hafenbar, und Romy, mittlerweile vom Wein umgarnt, tanzt mit einem alten Mann. Sie trägt ein Kopftuch, er eine Bommelmütze, und die Stimmung ist so dicht, so konzentriert emotional, so melancholisch, dass ich alleine beim Angucken dieser Aufnahmen einen trockenen Mund und Sehnsucht bekomme nach Wahnsinn und Selbstverschwendung. Nach großen Schlucken Rotwein, nach diesen vom Leben besoffenen Momenten, die man einfach nicht erlebt, wenn man in jeder Sekunde hundertprozentig weiß, was man tut. Die dir mit einem Glas Molke verwehrt bleiben. Es gibt keine Ausfälle mehr, keine Abgründe, keine Fallgruben, keine Exzesse, ich bin nur noch wie stilles Wasser. Es fließt ruhig und beständig, glatt und wellenlos. Aber sind Turbulenzen, Brüche, Ecken und Kanten nicht genau die Zutaten, die eine Frau spannend machen und die ich immer hübsch gepflegt habe? Der französische Schauspieler Jean-

Claude Brialy hat mal über Romy Schneider gesagt: »Sie liebte das Leben so sehr, dass es sie umbrachte.« Wie hätte ich Romy denn gefunden, wenn sie kein Suchtproblem gehabt hätte, »wäre sie dadurch weniger intensiv gewesen, ihre Arbeiten, ihre Filme weniger gut?«, fragt mich meine Freundin Mone, und ich befürchte, mir und ihr eine erschreckende Antwort zu geben. Als ich länger drüber nachdenke, gefällt mir aber plötzlich der Gedanke, Romy Schneider wäre die Anführerin der Sober-Bewegung gewesen. Trank sie nicht eben genau, weil sie so intensiv war, weil so viel in ihr los war, dass sie es ein bisschen eindämmen musste? Ich hatte immer zwei Seelen in meiner Brust, die eine extrem, die andere das Extreme bezwingend. Was bleibt, wenn die eine Seite wegfällt? Man gerät aus der Balance: Ich habe eine Identitätskrise. Und all das nur, weil ich nicht mehr trinke? Das ist doch verrückt! Na ja, wo viel Schatten ist, ist auch immer ganz viel Licht. Jetzt muss ich bloß noch herausfinden, was ich mit all dem Licht anfangen soll.

Auf der einen Seite stehen also jene, die sich mit viel Sexappeal zugrunde richten, auf der anderen meine neuen Freundinnen der Sober-Bewegung. Die meisten kommen aus New York oder Kalifornien, wo gesundes Leben eher für hip als für fade gehalten wird. Natürlich kenne ich auch sie nicht persönlich, aber ich versinke nun täglich in ihren Beiträgen, Blogeinträgen und Fotos. Ich nehme Teil an dem, was sie durchmachen: Partys ohne, Familienfeiern ohne, Sex ohne, Freundschaft ohne. Alles ohne den alkoholischen Beistand. Diese Frauen sind keine Promis im herkömmlichen Sinn, aber in der Sober-Szene haben sie einen Namen: Ruby Warrington von der Website »The Numinous«, die regelmäßig den »Soda Club«

veranstaltet. Das ist eine Partyreihe ohne Alkohol, mit Vorträgen, Diskussionen und anderem spirituellen Hokuspokus, den ich reizvoll finde. Oder Holly Whittaker aus Los Angeles von »Hip Sobriety«, die so etwas wie die Anführerin ist, nachdem sie vor einigen Jahren eine der Ersten war, die superehrlich über das Ende ihrer Trinkexzesse schrieb. Sie ist das Gegenteil von Audrey Hepburn, sie lässt schamlos alles raus, was in ihr ist. Das ist generell so ein Trend: Die Wahrheit ausspucken. Ich halte es auch schon immer gerne mit der Schriftstellerin Ingeborg Bachmann: Die Wahrheit ist dem Menschen zumutbar. Frauen, die uns das heute zumuten, nennen sich Truthteller, die amerikanische Autorin Glennon Doyle Melton gehört auch dazu. Die wiederum ist befreundet mit der wunderbaren Elizabeth Gilbert, die Schriftstellerin, die jeder kennt von ihrem großen Erfolg »Eat, Pray, Love«. Oder Mia, die Frau hinter The Soberglow, ihre resoluten Instagram-Beiträge, ihre strahlende Haut und die Fotos, auf denen man sie mit ihrem Mann mitten im Dezember ins eiskalte Meer rennen sieht, machen mir Mut. Sie hält ihre freie Wahl, nie wieder Alkohol zu trinken, für die ultimative Entscheidung für eine bessere Version ihrer selbst. All diese Frauen sind der perfekte Beweis, dass man sein Bad-Girl-Image ablegen kann und dennoch cool bleibt. Ich bin also eigentlich in ziemlich guter Gesellschaft: Frauen, die alle sensibel sind, die sich in ihrer Vergangenheit nicht nur gutgetan haben, die nicht die Kühle einer Deneuve versprühen, sondern wie eine Kerze an beiden Enden brennen. Also eigentlich genau so sind wie Romy Schneider. Nur, dass sie um alles in der Welt nüchtern bleiben.

Mein flüssiger Mut,
du fehlst mir!

Der Mann, mit dem ich mich seit fünf Monaten treffe, steht in einer Küche irgendwo im Süden von Frankreich und erklärt: »Suzanne ne boit pas.« Dass Susanne, also ich, nicht trinkt, klingt in einer fremden Sprache noch drastischer. Sie trinkt nicht. Es ist keine Feststellung, obwohl es ja auch das ist, sondern eher eine Aufforderung, ihr eine Alternative zum Bier anzubieten. Er erklärt es also eigentlich gar nicht, sondern verkündet, dass diese Frau, die er da mitgebracht hat, ein bisschen schräg ist. Aber das sagt er nicht, sondern das bilde ich mir nur ein. Man könnte auch reininterpretieren, dass er stolz ist, weil ich anders bin als andere, ein Unikat oder ein, wie er es manchmal ausdrückt, Phänomen. Die Deutsche, die nicht trinkt. Der Kumpel meines Freundes, den wir an diesem Abend in seinem Haus besuchen, bietet mir eine Cola an. Die Männer haben sich zehn Jahre nicht mehr gesehen, vielleicht auch mehr als das, ich bringe die französischen Zahlen immer durcheinander. Er reicht mir eine Dose Cola und ein Glas und fragt, was das für ein Akzent sei, wo ich herkomme. »Allemagne« sage ich und weiß nicht so richtig, was ich noch erzählen könnte, außer zu fragen, ob er schon mal in Deutschland gewesen sei. Ja, in Köln, ein paar Mal. Dann gehe ich rüber ins Wohnzimmer und setze mich an den Rand eines gigantischen Sofas, das über Eck geht. Auf dem Sofa sitzt ein kleiner Junge im Schlafanzug mit schwarzen Locken und blauen Augen. Der große Fernseher läuft, das Kind schaut irgendeine Zeichentrickserie, die ich nicht kenne und auch kaum verstehe, nicht, weil sie auf Französisch, sondern weil sie so stupide ist. Wir halten Abstand auf dem Sofa, gucken uns nur ab und zu kurz von der Seite gegenseitig an. Ich höre die Männer in der Küche reden, aber auch hier verstehe ich kaum, um was es geht. Das wiederum liegt an meinem mangelnden Interesse am BMX-Fahren, das sie verbindet. Ab und zu schnappe ich eine Vokabel auf, aber sie vermischt sich mit dem Gequatsche der Comicfiguren der Kinderserie. Die Figuren in der Serie haben Schwellköpfe, und alles hier ist riesig, selbst der Wäscheständer, der im Raum steht, und die Hunde, die mir um die Beine wedeln. Der Junge ist fünf Jahre alt. Er bietet mir plötzlich von seinen Chips an, hält mir einen einzelnen Chip in seiner kleinen, klebrigen Hand hin. Ich nehme ihn an, sage Merci und wir schweigen wieder. Aber diese Art des Schweigens fühlt sich nicht unangenehm an, es ist erleichternd. Wir sitzen einfach nebeneinander, keiner will was vom anderen, wir erwarten nichts voneinander. Bis mir auffällt, dass ich kein Kind mehr bin, dass ich mich anders verhalten müsste. Weshalb sehe ich heute eigentlich aus wie ein ABC-Schütze, warum trage ich einen Kapuzenpulli, statt Dekolletee? Ich überlege kurz, was ich machen soll, ich kann doch nicht hier dauernd bei dem Kind sitzen bleiben, ich bin eine erwachsene Frau, das ist ja verhaltensgestört. Sollte ich mich nicht wenigstens in den Rahmen der Küchentür stellen, mal die Nase reinstecken und ein bisschen Konversation machen? Meinem Freund über den Rücken streicheln, so als Geste der Zugehörigkeit? Aber braucht er das überhaupt, er ist doch meiner sicher genug, unsere Verbindung ist tief, sie reicht ja sogar über die Alpen hinweg, da wird sie doch auch die paar Meter vom Sofa bis zur Küche überstehen. Und was brauche ich denn jetzt? Ich weiß es: Ich brauche nichts, wenn man mich hier einfach sitzen lässt, dann bin ich glücklich, dann könnt ihr einfach weiter über Rampen und Räder parlieren, das macht mir nichts aus, mir ist auch nicht langweilig, keine Sorge, ich will nur ich sein dürfen und nicht dabei gestört werden. Der Vater des kleinen Jungen kommt aus der Küche und fragt, ob ich Hunger habe, er könne Tiefkühlpizza machen. Ich sage ja, warum nicht. »Champignon oder Vier Sorten Käse«? »Das Erste bitte!« Mein Freund guckt mich kritisch an und sagt: »Aber du magst doch gar keine Pilze, Suzanne!?« Das stimmt. »Doch, doch, klar, schon okay«, werfe ich schnell ein und ihm einen strengen Blick zu. Stell mich doch jetzt nicht noch komplizierter hin! Dann esse ich eben Champignons, wenn ich schon nicht trinke, ist doch jetzt auch egal.

Wäre ich minderjährig, würde keiner mein Verhalten seltsam finden, ich mache ja nichts Schlimmes, aber ich nehme nicht Teil an den Spielen der Erwachsenen. Und seit ich das nicht mehr tue, entfallen mir immer öfter die Spielregeln. Blöd, wenn man in seinem Repertoire nichts anderes mehr griffbereit hat als sein wahres Gesicht. Außerdem bin ich neuerdings so schüchtern wie eine Sechsjährige, werde nicht gerne angesprochen und verstecke mich am liebsten hinter jemandem, der kräftiger ist als ich. Ich esse also meine Pizza, auf dem Sofa neben meinem Freund sitzend, trinke meine Cola aus und könnte danach prima ins Bett gebracht werden. Wo ist eigentlich die Mutter des Kindes? Im Esszimmer steht noch der Weihnachtsbaum. Ich schnappe auf, dass sie im Krankenhaus ist. Nun bleibe ich erst recht bei dem Kind sitzen, es braucht mich, glaube ich. Es bietet mir noch einen Actimel-Trinkjoghurt an, aber ich lehne dankend ab, mir rumoren ja schon die Pilze im Bauch rum. Danach ist Schlafenszeit für den Jungen, er wird zu Bett gebracht und gibt mir noch ein Küsschen auf meine Wange. Mir passt nicht, dass er nun schlafen geht, dann bin ich ja ganz alleine mit den Erwachsenen, ich könnte vielleicht das Buchvorlesen übernehmen, überlege ich kurz. Komisch, wie sehr ich mich an das Kind klammere. Der Vater schnappt ihn sich, bringt ihn in sein Zimmer und liest ihm selber vor. Nach fünf Minuten kommt er zurück, das Kind ist schnell eingeschlafen. Wir sitzen nun zu dritt auf dem Sofa, und es werden Zigaretten gedreht. Die Männer gehen raus auf die Terrasse zum Rauchen. »Kommst du mit, Suzanne?« Nö, ich bleibe hier drinnen, ist mir zu kalt draußen. Mit mir drinnen bleiben die Tiere, zwei Hunde und eine neurotische Katze, die wirkt, als sei sie auf Speed. Sie scheint sich schockverliebt in mich zu haben, springt auf meinen Oberkörper und trampelt auf meiner Brust rum. Sie findet keine Ruhe, keine Position, in der sie verharren will, sie ist außer Rand und Band, schnurrt laut, dreht sich immerzu um sich selbst, streckt mir ihr Hinterteil ins Gesicht. Ich höre die Männer nun laut lachen von draußen. Es vergeht eine Viertelstunde, in der ich mich nicht bewege, einzig diese hysterische Katze. Als die Terrassentür wieder aufgeht, finden sie mich mit roten Augen auf dem Sofa vor. Ich niese, huste, meine Nase kitzelt, und mein schwarzes Sweatshirt ist übersät mit weißen Tierhaaren. Sie gucken mich entgeistert an. »Ich habe eine Katzenhaarallergie.« Der Franzose fragt: »Aber warum hast du das denn nicht gesagt?« Ich weiß es nicht. Ich glaube, weil die Katze das kleinere Übel war. Das Größere wäre gewesen, nüchtern in Testosteron-Gesellschaft zu sein. Kinder und Tiere waren mir immer schon vertrauter.

Ich war nie ein Mädchen, das keinen Schiss hatte hinzufallen. In einem Jahr hatte ich mal drei Gehirnerschütterungen. Einmal vom Autoscooter fahren, einfach nur so, weil Kirmes war. Das Aufeinanderknallen der Autos bekam meinem Hirn nicht. Der Arzt wurde zu uns nach Hause bestellt, nachdem ich auffallend viel Unsinn von mir gab. Aber es war alles halb so schlimm, echt nur eine kleine Gehirnerschütterung. Im selben Jahr rutschte ich auf Socken aus, als ich bei einer Freundin meiner Mutter übernachtete, die komischerweise Henne hieß, flog auf den Hinterkopf und kotzte im Anschluss direkt auf ihren Flokati. Immer ein sicheres Zeichen, dass es sich um eine Gehirnerschütterung handelt. Wenige Monate danach zog mich ein Junge an den Füßen, als ich auf einer Mauer in der Schule saß. Ich flog runter, knallte mit dem Hinterkopf auf und kotzte in die Aula der Schule. Ich war nie ein mutiges Mädchen, ich hatte Angst vorm Schlittschuhlaufen und Angst vorm Handstand im Sportunterricht. Nach den Gehirnerschütterungen packte ich mich selbst in Watte. Ich war niemals im Krankenhaus, kein gebrochener Arm, keine Wunde, die genäht werden musste. Meine einzige Narbe ist eine kleine am Kinn, weil meine Mutter mich als Kind mal auf die Taschenablage beim Metzger stellte, damit ich die Wurstwaren besser sehen konnte. Ich rutschte ab und landete mit dem Kinn auf einer Metallplatte. Ich fürchtete mich vor dem Schwimmunterricht, brauchte dreizehn Anläufe fürs Seepferdchen, konnte nicht vom Dreier springen und nicht tauchen.

Angst ist nicht cool, Angst schützt dich aber davor, Dinge

zu tun, die dir unter Umständen schaden. Also musste ich meine Angst in der Jugend irgendwann überwinden. Mein erster Drink war kein Campari Orange in der Tanzschule, sondern ein süßgespritzter Apfelwein auf dem Brunnenfest. Ich wollte nur, dass es aufhört, dass ich wieder normal werde, so sehr schockte mich der Zustand, als ich zum ersten Mal beschwipst war. Aber wie mit allem gewöhnte ich mich daran, vertrug mehr und fand Gefallen daran, meinen mimosenhaften Charakter ab und zu hinter mir zu lassen. Später, als alle anfingen Ecstasy zu schlucken, hatte ich wieder Angst. Während die anderen plötzlich aus dem Nichts Pupillen in der Größe von Vinylplatten bekamen, schenkte ich mir lieber noch einen Wodka-Lemon ein. Man erzählte mir die Geschichte von dem Typen, der neulich aus dem Fenster gesprungen war, nachdem er irgendwelche Drogen genommen hatte. Er dachte, er könne fliegen, hieß es. Den Sturz überlebte er. Wenig später lernte ich ihn kennen und verknallte mich in ihn. Er hatte Haare wie Lakritzschnecken, weiche Haut und einen Spiegel über dem Bett. Mein Mut wuchs, ohne dass ich es bemerkte, und eines Nachts im »Dorian Gray« in Frankfurt schluckte ich eine halbe Pille und vergaß, wovor ich mich mein Leben lang gefürchtet hatte. Am anderen Morgen war die Angst schon vor mir wach und glotzte mich mit großen Augen an. Das mit den Drogen war nie wirklich meine Sache, man braucht dazu eine gewisse Risikobereitschaft, und vor allem muss einem der eigene Körper gleichgültig sein. Mein Körper war mir nie egal, immer hatte ich ihn im Auge. Wie geht es ihm, was fehlt ihm, was tut er, ist er müde, hat er Hunger, hat er Durst. Ich war mir selbst immer Mutter, Vater und Schutzengel zugleich. All diese sensiblen Empfindlichkeiten und innere Fürsorge standen einer Selbstvergessenheit, die es braucht, um Drogen zu genießen, im Weg. Sicher auch die Vorahnung, dass Komfort nicht von äußeren Kräften, nicht von Personen, nicht von Plätzen, nicht von Substanzen kommt. Dass innere Sicherheit nur von innen kommt. Aber Alkohol war immer mein flüssiger Mut, und er fehlt mir manchmal.

Er fehlte mir auch gestern, als ich hier in Toulouse gelandet war und es hieß, später treffen wir noch Freunde, die in einem Ort im Süden wohnen. Die Freunde sind coole Jungs, die nie Schiss hatten, sich aufs Maul zu legen. Jungs, wie der Franzose, die ihr halbes Leben professionell BMX gefahren sind, Salto rückwärts auf zu kleinen Rädern machten, schrecken nicht davor zurück, sich das Genick zu brechen. Sie haben Eier aus Stahl, Narben auf der Stirn und kaputte Knie. Sie sind so oft auf den Kopf, den Rücken geknallt, haben sich alles gebrochen, was man sich brechen kann, dass sie über eine Gehirnerschütterung nur lachen können. Ein Extremsport, und ich bin ein Pflänzchen, das schon von einem Windhauch umgenietet wird. Was also hätte ich ihnen anzubieten? Wir treffen sie und gehen in eine Kneipe. Dort stehen rauchende Frauen, die Gin Tonic trinken. Ich habe so einen Scannerblick für jede Flüssigkeit im Glas, weil ich mich offenbar immer noch brennend für Alkohol interessiere. Einer der Freunde fragt mich, was ich trinken will. Es ist Januar und überraschend kalt für Südfrankreich, meine Fingerkuppen haben sich mal wieder gelb verfärbt, das passiert immer bei nasskaltem Wetter. Und das geht nur weg, wenn ich was Heißes trinke oder eine Suppe esse. Aber eine Suppe gibt es hier nicht und einen Tee zu nehmen, traue ich mich nicht.

Während ich all das überdenke, sagt mein Franzose: »Einen Tee vielleicht, dir ist doch so kalt?« Er ist toll, ich brauche jetzt nur noch zu nicken. Sein Freund kommt zurück vom Tresen mit drei kleinen Gläsern Bier in der Hand und zählt auf: »Pfefferminz, Earl Grey, Roibos oder Jasmin?« »Jasmine, s'il vous plaît.« Ich sitze also mit den harten Hunden und einem Kännchen Tee in einer französischen Kneipe. In einer idealen Welt würde ich jetzt mit Wassergläsern voll Rotwein anstoßen, mit einer Tasse Tee stößt niemand mit mir an, sagt keiner »Santé!«, obwohl ich doch so saugesund drauf bin. Der Franzose hatte mir im Sommer am See einen sexistischen Trinkspruch beigebracht: »À nos femmes, à nos chevaux, à nos escaliers et à ceux qui les montent!« Schwer zu übersetzen, aber ich versuch's mal: »Auf unsere Frauen, auf unsere Pferde, auf unsere Treppen und auf die, die sie besteigen!« Mit einem Jasmintee ist er unpassend.

Aber ist meine Vorstellung einer perfekten französischen Szene nicht auch nur ein Klischee, an dem ich hänge? Der eine Kumpel ist mindestens so scheu, wie ich es bin, er spricht kein Englisch. Ich spreche noch nicht gut genug Französisch, um mich zu trauen, ganz ohne Englisch auszukommen. Mit ihnen Bier zu trinken wäre das Einzige, das mir jetzt einfällt, um mich ihnen zu nähern. Es wäre wie eine Halfpipe, eine Rampe zu ihrer Aufmerksamkeit. Brauche ich die wirklich, diese Bewunderung? Vielleicht ist es auch okay, einfach nur noch die zu sein, die ich bin, egal, was andere davon halten. Sie denken sicher, ich bin schüchtern. Stimmt, das bin ich. Na und? Sie sind vor allem freundlich zu mir, geben sich Mühe. Wir wechseln das Etablissement, in eine Tapas-Bar, wo die Freundinnen der

Männer warten. Bisous rechts, Bisous links. Dieses Geküsse immer, das auf keinen Fall eins ist. Denn man drückt sich dabei ja nicht gegenseitig herzlich an die Brust, sondern berührt, ohne sich sonst wo am Körper anzufassen, nur flüchtig die Wange des anderen. Mit geschlossenem Mund. Anfangs, als mir Wildfremde in Frankreich ihre Wangen entgegenstreckten, verstand ich gar nicht, was sie wollten. Bei uns küsst man sich zur Begrüßung ja meist nur, wenn man sich vorher schon mal begegnet ist. Nachdem wir uns alle abgeknutscht haben, wird endlich wie in Nouvelle-Vague-Filmen Rotwein getrunken, also nur die Frauen, die Männer bleiben bei Bier. Eine der Frauen flüstert mir verschwörerisch zu: »Die Männer wissen nicht, dass das Bier hier so schlecht ist.« Haha. So gerne ich würde, ich kann leider nicht mitmachen bei eurer Verschwörung. Ich nehme ein weiteres Wasser. Die Männer stehen zusammen, ich fühle mich unvollständig und roh, als ich auf der langen Bank sitze und Tortilla esse. Ich bemühe mich zwar um ein Gespräch und die wirklich sympathischen und aufgeschlossenen Französinnen tun es auch, aber vor allem schaue ich neidisch auf die tiefrote Farbe ihres Weines. Man sagt ja, Alkohol baue Hemmungen ab, aber was zum Kuckuck hemmt mich denn nüchtern, also die meiste Zeit, so sehr, dass ich überhaupt was abbauen muss? Schäme ich mich für meine Verlegenheit? Für meine Unbeholfenheit, meine Befangenheit? Merkt man mir all das eigentlich an? Und sind meine Hemmungen nicht in Wahrheit ein guter Kompass, um herauszufinden, in welcher Gesellschaft ich mich entspannt und gut aufgehoben fühle? Ich bleibe unsicher bis zu dem Zeitpunkt, als mein Freund abrupt sein Gespräch unterbricht, der Freundin seines Kumpels auf die Schulter haut und sagt: »François hat erzählt, dass du jetzt auch Yoga machst.« Zack, mein Körper richtet sich abrupt auf, alles ist auf Empfang. Als sich rausstellt, dass sie eine Richtung praktiziert, die ich auch liebe, bin ich Feuer und Flamme. Und es ist zweitrangig, dass es sich um Yoga handelt, es ist reiner Zufall, es spielt keine Rolle. Sie erzählt, dass sie gerade erst damit begonnen hat, und ich spüre ihren Enthusiasmus, teile ihre Freude, aber wir könnten genauso gut übers Angeln, Fechten oder Klettern sprechen. Gesetzt dem Fall, ich würde diese Hobbys auch ausüben. Oder gerade herausgefunden haben, dass unser beider Lieblingsschriftstellerin Joan Didion heißt. Es geht nicht um Yoga, es geht um eine Verbindung, die ich endlich gefunden habe, eine, die jenseits vom Trinken existiert und funktioniert. Ich bin richtig euphorisch, und mir wird warm, als sei ich aus einem Koma erwacht. Eine Gemeinsamkeit schafft Nähe, der kleinste gemeinsame Nenner hieß bislang Alkohol, wenn der ausfällt, muss man etwas anderes finden. Oder hinnehmen, dass man nichts gemeinsam hat, was ja auch okay ist. Ohne das Trinken habe ich nämlich anscheinend verlernt, so zu tun, als wäre da eine Connection, wo keine ist. Egal also, wo die Reise auch hingeht, es wird immer deutlicher, dass sie zu mir geht. Dorthin, wo ich herkam, wie ich war, bevor ich anfing, zum ersten Mal Alkohol zu trinken.

Am anderen Tag geht sie aber erst mal weiter im Baskenland. Das ist die Grenzregion zwischen Spanien und Frankreich. Wir besuchen ein typisch baskisches Restaurant. Der vollbärtige, kräftige Patron des Ladens kommt gemütlich an unseren Tisch gelatscht, um aufzuzählen, was heute auf dem Menü steht. Ich nehme den Bohneneintopf und die Plat du Jour, obwohl ich auch nach dreimaligem Erklären nicht verstehe, was die heute ist. Langsam kann ich kein Wasser mehr sehen, außerdem macht mir diese Kälte draußen zu schaffen: »Einen Pfefferminztee bitte!« Der Chef stockt kurz, blickt zu meinem Freund und sagt auf Französisch zu ihm: »Eine Deutsche, die Tee trinkt?« Sie lachen, der Chef tätschelt seinen dicken Bauch, was sicher seinen Savoir-vivre-Lebensstil unterstreichen soll, und ich werde rot. Ja, eine Deutsche, die Tee trinkt. Eine Frau, die Tee trinkt. Ein Mensch, der Tee trinkt. Was ist denn dabei? Aber diese Momente der Verwunderung gehören nun zu meinem Alltag, ich irritiere die Leute. Egal, in welchem Land ich mich bewege. Es ist grenzüberschreitend, weil das Trinken zu einem erfüllten Dasein offenbar dazugehört. Den Izarra zum Abschluss, einen Kräuterlikör aus dem Ort Bayonne, schlagen wir aus. In dem Apartment, in dem wir für die paar gemeinsamen Tage wohnen, steht weder Wein im Kühlschrank noch zum Essen auf dem Tisch. Der Franzose trinkt nur außer Haus, wenn er mit mir zusammen ist. Er liegt nicht neben mir im Bett und nippt an einem Glas Rotwein, er macht auch keine Welle, er betont es nicht, er lässt ihn einfach weg. Ich weiß das und ihn sehr zu schätzen. Auf dieser Reise begegnet mir Alkohol noch mal ein paar Tage später, allerdings auf eine Weise, die weniger nach erfülltem Dasein aussieht. Vor der Bäckerei im Dorf steht ein Clochard. Er trägt eine Decke mit Hundepfoten-Print um seine Schultern. Ich kaufe ihm zwei Schokoladencroissants, traue mich aber nicht, sie ihm zu geben. Mein Freund reicht sie ihm, der Mann verweigert die Annahme der Tüte, macht eine wirsche Handbewegung und grummelt: »Nein, das brauch ich nicht, hatte gerade eine Flasche Calvados.« Es ist neun Uhr morgens. Ich komme einfach nicht darüber hinweg, schüttle den Kopf, bis wir am Auto sind, und frage immer wieder: »Er hat nicht wirklich *eine Flasche* gesagt, oder?« Ich hoffe, er ist sich Mutter, Vater und Gott zugleich, und dass er immer genug flüssigen Mut zur Hand hat, um die Angst in seinen Adern nicht zu spüren. Der Franzose lacht über meine Betroffenheit und sagt: »C'est la vie, Suzanne!« Ich esse an diesem Morgen also auch noch die Frühstücksration des Clochards auf. Wenn ich einen Tag länger in Frankreich bleibe, habe ich sicher bald verblüffende Ähnlichkeit mit einem Brioche.

NICHT OHNE MEINE BAR!

MEIN Sohn ist heute ausgezogen. Er wird in wenigen Wochen zwanzig, und ich bin seit zwanzig Wochen sober. Das Wort sober klingt bei uns so dramatisch, aber in New York City ist es das neue Modewort, das als stolzes Label für einen knackfrischen, alkoholfreien Lebensstil verwendet wird. Ich bin mit diesen beiden oben erwähnten Tatsachen glücklich, und dennoch stehe ich in seinem ausgeräumten Zimmer und schlucke. Es liegt nicht nur an dem Verlust, der Trennung, es liegt einfach auch an diesem zähen Tag. Morgens kommen zwei bestellte Helfer, die das Bett und ein paar wenige Möbelstücke transportieren sollen, fluchend, aber mit dem festen Willen, das klobige Bett irgendwie aus meiner Wohnung raus und in die Dachgeschosswohnung meines Sohnes zu hieven. Wenn das erst mal geschafft ist, Jungs, kann nix mehr schiefgehen. Als sie später schwitzend oben ankommen, sage ich: »Jetzt hab ich nicht mal ein Bier für euch!« Da ist es gerade mal elf Uhr. Aber das gehört sich doch so in Deutschland, dass man einen ausgibt. Habe ich irgendwie vergessen, wie doof, nun denken der Fahrer und seine Tragehilfe sicher, ich bin so eine feine Tussi, die Personal gewohnt ist. Aber das bin ich doch nicht, ich bin eine von euch, will ich rufen, ich wurde nicht mit einem goldenen Löffel im Mund geboren, bin nicht in einer Villa, sondern in einer Siedlung groß geworden, in der manche Familien elf Kinder hatten, unter uns wohnte eine Alkoholikerin, und man erzählte sich, dass ihr Mann brennende Zigarettenkippen auf ihren Armen ausdrückte. Die Nachbarin hatte lange Barthaare am Kinn, und ich rannte immer ganz schnell im Treppenhaus an der Wohnungstür im zweiten Stock vorbei, um ihr bloß nicht zu begegnen. Das kann ich den Männern natürlich in dem winzigen Flur der kleinen Dachgeschosswohnung nicht alles erzählen, aber ein eiskaltes Bier hätte das schön für mich erledigt. Ich gebe ihnen als Wiedergutmachung ein fettes Trinkgeld.

Um 11 Uhr 18 stehe ich bereits wie ein Handwerker vorm Burger-Laden, der noch geschlossen hat. Wir kleben zu zweit Fußleisten ab, streichen Wände und Decken der kleinen Bude, schrubben Dielen und Kacheln, kommen uns ins Gehege mit den Farbrollen. Am Mittag essen wir schließlich Cheeseburger und Pommes auf der Malerpappe auf dem Fußboden, die Sonne scheint in die Anderthalbzimmerwohnung, mein Sohn bringt mir bei, wie man eine Flasche Cola mit dem Feuerzeug öffnet. Ich erinnere mich daran, dass ich das mal aus dem Eff-

eff konnte. Allerdings waren es in meiner Jugend Bierflaschen. Das sei toll, dass ich das überhaupt kann, meint er und wirkt ein bisschen beeindruckt. Ja, ich hatte es nur verlernt, so häufig kommt man ja als erwachsene Frau nicht in die Situation, eine Pulle zwischen die Beine zu klemmen und den Kronkorken mit einem Plastikfeuerzeug aufzuhebeln. Wir sind uns beide einig, dass solche Dinge wichtig sind, gerade auch für eine Frau.

Ich wollte immer durch zwei Finger pfeifen und freihändig Rad fahren können, bis heute habe ich es nicht geschafft. Wenn man Bierflaschen mit dem Feuerzeug öffnen kann, wird man ernst genommen von Männern. Das zeigt, dass man eine zupackende, tatkräftige Frau ist, die nicht etepetete ist, die Tapeten abkratzen, Wände streichen und Löcher bohren kann. Letzte Woche bat ich den Nachbarn, mir seine Bohrmaschine zu leihen. Ich hatte in einem Vintage-Store einen Spiegel gefunden. Mein Nachbar meinte, er könne mir das Loch für den Haken doch fix bohren, aber ich wollte es selbst machen. Keine Ahnung, warum mir das plötzlich so viel bedeutete. Ich habe in meinem Leben so viele Staubsaugerrohre für Männer gehalten, und niemals kam ich auf die Idee, das Bohren selbst in die Hand zu nehmen. Vielleicht geht es dabei um Unabhängigkeit, darum, gut für sich selbst zu sorgen. Egal, ob ein Mann vorhanden ist oder nicht. Vielleicht hat es damit zu tun, dass nun bald gar kein Mann mehr im Haus ist. Oder einfach nur ganz platt damit, dass ich auch ohne Schoppen dazugehören und zeigen will, dass ich vom selben Schlag bin. Als das Loch gebohrt war, der Spiegel bombenfest hing, der Nachbar samt Maschine sich verabschiedet hatte, merkte ich, dass ich mich vermessen hatte. Der Spiegel hing so hoch, dass ich darin nicht mal meine

Brüste sehen konnte. Ein paar Tage später klopfte ich wieder an. Unterm Arm hatte ich eine Flasche Rotwein zum Dank. Ich überreichte sie ihm und fragte: »Oder lieber Weiß?« Er drehte sie in seiner Hand, betrachtete das Etikett: »Nein, nein, Rot ist gut für diese kühlen Abende.« Und fügte an: »Ein Franzose, oder?« Ich wusste erst gar nicht, wen er meint, dachte, er spricht möglicherweise von meinem französischen Freund, der kurz zuvor zu Besuch da war. »Waren wir zu laut?«, lag mir auf der Zunge, bis mir dämmerte, er spricht vom Wein. »Ah ja, ein Franzose!« Als ich die Stufen nach unten nahm, stellte ich wieder mal alles in Frage. Was, wenn ich hier gerade einen großen Fehler mache? Was, wenn die anderen richtig und ich falsch bin? Was, wenn ein Rotwein an diesem kalten Abend mein einziger Alliierter ist?

Bis jetzt war mein Sohn mein Verbündeter. Wir sind ein gutes Team. Ich bin stolz auf ihn und stolz auf mich. Er hat ein gutes Frauenbild. Als er geboren wurde, war ich noch an einer ganz anderen Stelle als heute. Wir lebten eine klassische Rollenverteilung, der Vater bringt die Beute heim, die Mutter schmückt das Heim aus und kümmert sich um das Kindchen. Ich mochte das damals, es war, als sei ich endlich nach einer langen Irrfahrt in einem Hafen eingetrudelt, sicher vertäut, gefeit gegen jeden Sturm des Lebens. Ich ging auf darin, Rotebeetesaft zu pressen und meine Liebe ohne Wenn und Aber auf mein Kind zu gießen. Es gab nichts Größeres, nichts Tieferes, nichts, das mich jemals zuvor oder danach mehr berührte als er. Er wuchs heran, wir alle wuchsen heran, wuchsen über uns selbst hinaus und lösten uns voneinander. Die Abschiede kamen wie Einschläge näher. Als er das erste Mal mit dem Kindergarten drei Tage und drei Nächte auf Reise ging, starb ich. Es fühlte sich an wie ein langsamer, qualvoller Tod. Man amputierte mir Arme und Beine, und dennoch tat mir alles weh, als litte ich unter einem Phantomschmerz. Meine Freundin Linda sagte damals lachend: »Suse, du bist ja wie ein Hund!« Hunde denken jedes Mal, wenn ihr Herrchen geht, es sei ein Abschied für immer, erklärte sie mir. Sie hätten kein Zeitgefühl. Und ich antwortete schluchzend: »Er wird nie wieder zurückkommen!« Drei Tage verbrachte ich hinter einem dichten Schleier aus Tränen bei H&M. Ich kaufte ihm Anziehsachen, kleine, neue Hosen und Sweatshirts, als würde der Stoff dafür sorgen, dass er doch noch wie durch ein Wunder heimkehren würde vom Bauernhof. So wie Mütter die Ankunft des Babys vorbereiten, das Kinderzimmer herrichten und die Wiege, sich über den Bauch streicheln in freudiger Erwartung des Nachwuchses. Der schizophrene Unterschied war nur, dass mein Baby längst geschlüpft, bereits dreieinhalb Jahre alt war und quietschvergnügt zwischen Schweinen und Kühen nicht mal hundert Kilometer von Hamburg entfernt im Matsch rumtollte.

Ich hatte nun also beinahe zwanzig Jahre lang Zeit, mich auf diesen Tag heute vorzubereiten. Jetzt ist er gekommen, und meine Schultern fühlen sich so schwer und wund an, als würde ich ein erlegtes Wild auf ihnen tragen. Gestern hatte ich mich in unserer Wohnung umgesehen und überlegt, was ich ihm mitgeben kann. Die bunten Mumins-Tassen, aus denen er immer seinen Kakao trank, als er klein war, hatte er dankend abgelehnt, aber die Champagnerkelche, die würde er nehmen, und jene für Longdrinks mit dem Bambus drum auch. Im Jahr

zuvor, als wir hier einzogen, hatte ich mir in meiner Lebensfreude eine kleine Bar im Regal eingerichtet. Es sind nur vier
Flaschen: Ein Ricard, eine halbe Flasche Monkey Gin, ein Lillet
und ein Martini. Ich nutzte sie nie, aber es sah so erwachsen
und elegant aus, eine Bar zu haben. Ich stellte mir oft vor, ich
bekäme Männerbesuch und würde in einem langen goldenen
Kaftan ohne etwas darunter einen Drink mixen. Einmal kam es
wirklich dazu. Allerdings trug ich keinen Kaftan, sondern gar
nichts, und der Drink war ein schnell eingegossener Brandy für
ein mittelmäßiges Date. Das war letzten Sommer, als es affen-
heiß war.

Nun ist es Anfang März, es wird noch früh dunkel, die
Stunden vergehen geschäftig, ich habe nicht eine Sekunde
Zeit für Wehmut. Noch schnell in den Baumarkt, ach komm
schon, bitte, das schaffen wir doch noch, Mama. Er ist voller
Elan, ich bin am Ende. Im Baumarkt erkundigen wir uns nach
einer Duschstange, die irgendwie kompliziert über Eck gehen
muss. Der Verkäufer schließt beim Reden die Augen so lange,
dass ich beinahe im Stehen vor den Muttern und Schrauben
einnicke. Er sagt: »Warum nehmt ihr keinen Eckeinstieg?«
Man wird hier immer geduzt, das ist, glaube ich, so ein psycho-
logischer Trick, dass wir uns alle wie Kumpels auf dem Bau
fühlen. Wir gucken ihn entgeistert an: »Was ist das denn?« Er:
»Kommt mal mit!« Dann stehen wir vor einer unbeschreiblich
hässlichen Plastikabtrennung, die auf mich wirkt, als sei sie für
Duschräume eines städtischen Hallenbads gedacht. Wir bringen kein Wort heraus, so verrückt ist der Anblick. Der Verkäufer kommt ins Schwärmen: »Rechne doch mal aus, wie viele
Duschvorhänge du brauchst, immer sind die dreckig, man ist

genervt, noch ne Stange dazu, da biste schnell bei …« Er unterbricht sich und sein Rechenexempel selbst und kürzt ab: »Der Eckeinstieg aus Sicherheitsglas kostet nur 120 Euro!« Dabei haut er respektvoll auf den mannshohen Karton, als sei es der Rücken eines Kollegen. Ich unterbreche unser Entsetzen: »Äh, okay, aber das ist ja nur eine 24-Quadratmeter-Mietwohnung.« Er: »Und da willste drin wohnen bleiben?« Mein Sohn sagt: »Na ja, ich ziehe ja gerade erst ein. Also erst mal schon.« Das sind die Momente, in denen man sich einfach umdrehen und gehen müsste, aber ich kann mich nicht bewegen, das Wild auf der Schulter wiegt mittlerweile einen Zentner, also versuche ich irgendwie anders aus der Nummer rauszukommen: »Was macht man denn mit dem Riesenteil, wenn man auszieht?« Jetzt ist der Augenblick gekommen, auf den er seit Ladenöffnung hingearbeitet hat, dass er Kundschaft hat, die so ermattet ist, seine bekloppte Pointe abzuwarten. »Tja, ganz einfach, hauste mit dem Hammer drauf, fegst es mit dem Kehrblech zusammen und ab in den Ascheimer!« »Ab in den Ascheimer« ist seitdem unser Insider-Witz. Es reicht sogar ein einziges Wort, um uns zum Lachen zu bringen: Ascheimer. Vielleicht nennt man das Mutterwitz, der Humor, der uns verbindet. Statt mit einer Duschstange verlassen wir den Markt mit einem neuen Klodeckel, einer Handbrause und einem Sandwich-Eis. Es regnet wie aus Eimern, ich verfahre mich in dem Stadtteil, der mir fremd ist, als seien wir in einem Maislabyrinth gefangen. Meine Laune sinkt zusehends, seine steigt, ich meckere rum, was das alles für ein Scheiß ist, als wir zum zehnten Mal im Kreis fahren, weil eine Umleitung nach der anderen verhindert, dass wir die Pizzeria anfahren können. Nach einer halben Stunde, mittlerweile ist es stockfinster, parken wir endlich davor und essen unsere Pizza aus dem Karton hinter beschlagenen Scheiben. Pizza Napoli, mit Sardellen und Kapern, wie immer. Ich würde morden für ein Glas Rotwein an diesem nassen, grausamen Abend. Ich habe Wandfarbe im Haar, meine Hände sehen aus wie Schleifpapier, ich mag nicht mehr, ich kann nicht mehr und fahre ihn nach Hause. In sein neues Zuhause, als sei es nur ein Ferienort, damit wir uns ein wenig voneinander erholen können.

Die letzten Monate schien das immer nötiger zu werden, ich legte mir einen Satz zurecht, den ich aufsagte, wenn jemand fragte, ob er denn noch bei mir wohne: »Ich denke, es ist von der Natur so eingerichtet worden, dass man sich irgendwann gegenseitig nervt.« Und ich fügte gerne noch an, das sei noch wichtiger als alleinerziehende Mutter, wenn man einen Sohn habe. Man wäre sonst ja nie in der Lage, ihn aus dem Nest zu stoßen. Ich war in den letzten Monaten genervt vom offenstehenden Klodeckel, dem überschwemmten Bad, herumliegenden Socken, verschwundenen Ladekabeln, Kippengeruch, von seinem Rhythmus, der mit meinem kollidierte, von seinem frühen Heimkommen, das mit meinem frühen Aufstehen einfach nicht mehr zusammenpasste, von seinem Spiegeleier-mit-Speck-Braten um Mitternacht, von den unförmigen Sneakern, die sich hinter der Eingangstür verkeilten, egal, wie oft ich ihm erklärte, dass Durchgänge in der Wohnung aus Feng-Shui-Sicht immer frei passierbar sein müssten. Wir waren bei aller Liebe mittlerweile wie ein Paar geworden, das sich nicht mehr verträgt, keine Hobbys mehr miteinander teilt, das sich einfach auseinandergelebt hat. Und es folgte zwangsläufig das, was passieren muss, das, was die Natur so weise inszeniert hat: ein gegenseitiges Ablösen.

Auf der Heimfahrt ist es plötzlich so still im Auto, dass ich mein Herz schlagen höre. Etwas ist zu Ende, und ich habe kein Ritual, um es abzuschließen. Ich würde aus dem Tag gerne auschecken. Jetzt, da keiner mehr was von mir will, könnte ich doch endlich abschalten. Aber wie? Das Ritual könnte ein Drink sein. So gerne ich jetzt einen hätte, fällt mir auf, dass ich zum ersten Mal mit einer emotionslosen Nüchternheit an Alkohol denke. Ich glaube nicht mehr daran, dass mich Wein nun beruhigen oder trösten würde, ich hätte ihn nur gerne jetzt so, wie man eine Kopfschmerztablette nimmt, wenn man Migräne hat. Wie einem der Zahnarzt bei einer Wurzelbehandlung eine Spritze gibt. Oder wie Frauen bei der Geburt eine PDA verabreicht wird, wenn die Wehen so stark sind, dass es für ein menschliches Wesen unerträglich wäre, sie auszuhalten. Ich möchte ihn als Mittel zum Zweck, wie einen Schlag auf den Kopf, ein Knockout nur für eine Nacht. Interessant, ich romantisiere Alkohol zum ersten Mal nicht mehr. Im Mai vor zwanzig Jahren, als ich im Kreissaal lag, wollte ich auf keinen Fall eine Anästhesie haben, um den Schmerz zu mildern. Am Infoabend klärte man uns auf, was eine Periduralanästhesie ist, welche Risiken sie birgt, aber auch wie hilfreich sie für die Frauen bei der Niederkunft sei. Ich wusste von Anfang an, dass ich keine Spritze in mein Rückenmark haben möchte. Ich wollte nichts, was mich eintrüben würde bei seiner Ankunft, nichts, das verhindert, meinen Körper beckenabwärts zu spüren. Was, wenn er mich braucht, wenn ich aufspringen muss, um ihm zu helfen, und ich nicht kann, weil mein Körper gelähmt ist? Wenn ich sein Eintreffen in meinem Leben ohne Betäubung überlebt habe, warum sollte ich dann jetzt beim Loslassen eine benötigen?

Dieses Für-ihn-da-sein, falls er mich braucht, hat mich seit dem Tag seiner Geburt nicht eine einzige Sekunde verlassen. Ich bin seit zwanzig Jahren in Alarmbereitschaft. Erst waren es die kleinen Sorgen um seine Unversehrtheit, die ersten Kinderkrankheiten, die ersten Beulen, später das Loslassen, ihn alleine zu lassen, zurückzulassen, der Schulweg, die Furcht, ihm könne was geschehen. Aber meine größte Angst war, ich könne den Kontakt zu ihm verlieren, sobald er in die Pubertät kommt. Nicht wegen der Mädchen, darauf freute ich mich eher, das war nie mein Problem. Was mir schlaflose Nächte bereitete, seit er laufen konnte, war Alkohol. Was, wenn er betrunken heimkommt, nach einer Alkopopvergiftung auf der Fußmatte liegt? Was, wenn er nicht mehr weiß, was er tut, man ihm im Krankenhaus den Magen auspumpen muss? Ich fürchtete schon immer den Verlust des Bewusstseins. Früher jenen der Menschen, die für mich zu sorgen hatten. Später den des einzigen Menschen, für den ich sorgte: meinen Sohn. Bis er zehn war, verbot ich ihm sogar, ein Mon Chéri zu essen, womit mich meine Freundin Pedi noch heute aufzieht. Als er schließlich in das Alter kam, in dem man auf Partys Rum-Cola trank, statt Piemontkirschen zu essen, war ich längst alleine mit ihm. Das Konzept des sicheren Hafens der Ehe war gescheitert, und es war irgendwann okay. Wir hatten uns eingerichtet als Duo, wir zwei. Ich quetschte eine Freundin aus, wie es denn sei, wenn die Kinder anfangen zu trinken, und ob ihr Sohn, der ein paar Jahre älter war als meiner, schon mal betrunken gewesen sei.

Sie zuckte lässig mit den Schultern und sagte: »Ach, das ist alles nicht so schlimm.« Kürzlich sei er so besoffen heimgekommen, dass sie ihn unter die kalte Dusche stellen mussten. Ihr Satz machte mir Mut.

Aber jetzt ist all das geschafft, all das liegt hinter mir, ich fahre alleine zu mir nach Hause, das nun nicht mehr unser Zuhause ist. Auf der Stresemannstraße prangt eine gigantisch große Werbetafel von Heineken. Eine Bierflasche, deren Kronkorken gerade aufploppt, wie mein Coladeckel am Mittag mit dem Feuerzeug. Der Slogan lautet: »Probably the best opening act tonight.« Das soll sicher Jugendliche animieren, zu glauben, dass jedes lauwarme Bier so geil ist wie der Auftritt von Asap Rocky auf dem Splash Festival. Und erwachsenen Müttern, die alleine in ihrem leeren Nest sitzen, soll es Mut machen, dass nicht die Wechseljahre, sondern das Beste noch vor ihnen liegt.

In zwei Wochen gehe ich zum Drake-Konzert. Es wird exakt an meinem 48. Geburtstag sein. Ich bin nicht sicher, ob das Beste noch vor mir liegt, aber ich möchte vorbereitet sein, und ich möchte wenigstens in der Lage sein, jemandem einen Drink anzubieten. Vielleicht auch mir selbst. Die Bar bekommt er nicht! Ich bin noch nicht so weit, alles gehen zu lassen. Kurz überlege ich, an der Tanke zu halten, nicht für Bier, aber vielleicht für eine Packung Oreo-Kekse. Auch das lasse ich, als ich feststelle, dass mein K. o. längst hinter mir liegt, dass ich absolut nichts mehr brauche, weil ich bereits am Boden liege. Ich dusche so heiß, bis ich rote Flecken auf der Haut habe, starre auf meine einsame Zahnbürste im Becher, gehe noch ein letztes Mal in sein leeres Zimmer. Ich werde nie wieder

»Gute Nacht!« rufen. Ich werde nie mehr im Morgengrauen von seinem Schlüssel im Schloss wach werden und glücklich sein, dass er wieder zu Hause ist. Ich verbiete mir zu heulen. Dann falle ich ins Bett. Kurz bevor ich wegsacke, erinnere ich mich an einen Artikel, den ich mal im Juni 2006 für die Welt am Sonntag schrieb. Damals war mein Sohn gerade neun Jahre alt, der Text handelte von der schmerzlichen Abnabelung der Kinder. Der Schlusssatz lautet: »Den Tag jedoch, an dem er mit seinem Stoffaffen unterm Arm bei uns auszieht, werde ich nur unter Vollnarkose überleben.« Alles, was ich heute habe, ist ein Guten-Abend-Tee. Und Affi.

SANTÉ! MEINE LEBER
IST DIE EINZIGE, DIE STRAHLT

SEIT vier Monaten habe ich keine Aspirin geschluckt, erlebe keine hormonelle Achterbahnfahrt mehr, mein Zyklus funktioniert wie ein Schweizer Uhrwerk, ich schlafe keinen Morgen länger als sechs Uhr und gehe jeden Abend weit vor Mitternacht ins Bett, ich trinke täglich mindestens drei Liter Zitronenwasser, mache viermal pro Woche Sport, und meine reinigenden Morgenrituale (Nasenkännchen, ayurvedisches Ölziehen, gletscherkalte Duschen) dauern bis zum Abend. Und seit drei Monaten habe ich kein einziges Kompliment für mein Aussehen bekommen. Der Einzige, der fest davon überzeugt ist, dass ich von innen illuminiert bin, ist der

Franzose. Sonst sagt niemand: »Wow, du siehst aber toll aus! Was hast du gemacht?« Dabei würde ich so gerne stolz antworten: »Aufgehört zu trinken!« Den Satz, dass ich nicht trinke, wollte ich auch gestern unbedingt beim Einkaufen loswerden, aber dazu muss einem ja erst mal was angeboten werden. Im »Frischeparadies« war ein kleiner Stand mit Rosé-Champagner aufgebaut. Ich schlich mit meinem Einkaufskorb umständlich lange drum rum, damit der Verkäufer auch mir endlich einen offeriert. Das Einzige, was ich jedoch wollte, war einmal triumphal laut für alle Kunden hörbar sagen: »Danke, ich trinke nicht!« Schließlich bot er mir endlich einen an, während ich gerade so tat, als würde ich eine Packung Ravioli für 16 Euro aus dem Kühlschrank nehmen. Und ich traute mich nicht, meinen Satz aufzusagen. Schüttelte nur dankend mit dem Kopf und lief schnell weg.

Drei Monate keinen Tropfen, mein Blut wie frisch gewaschen, das muss sich doch mal irgendwo in der Optik niederschlagen, oder? Sah ich etwa besser aus, als ich ab und zu einen Kater hatte? Unmöglich eigentlich, bei all den Dingen, die Alkohol verursacht: Er dehydriert, schwemmt auf, lässt Äderchen platzen, baut Kollagen ab und bringt den Hormonhaushalt ins Trudeln. Was er auch tut, das las ich jedenfalls gestern bei einer Recherche, ist den präfrontalen Cortex zerstören. Der »Cortex praefrontalis« ist ein Teil des Frontallappens der Großhirnrinde und befindet sich an der Stirnseite des Gehirns. Er empfängt sensorische Signale und steht in Zusammenhang mit der Integration von Gedächtnisinhalten und emotionalen Bewertungen. Alkohol führt zum Umbau von Nervenzellen im Gehirn. Weniger medizinisch ausgedrückt, sitzt der präfrontale Cortex genau dort, wo das dritte Auge sich befindet, also an der Nasenwurzel zwischen den Augenbrauen. Spirituell betrachtet wohnen in dieser Hirnregion, dem Ajna Chakra, Weisheit und Intuition. Regelmäßiger Alkoholkonsum schädigt die Zellen, durch Meditation hingegen wird der präfrontale Cortex aktiviert, durch manche Techniken sogar stärker durchblutet. Das habe ich mir nicht aus den Fingern gesogen, sondern Wissenschaftler fanden es heraus. Als ich nach all dem forsche, stoße ich im Netz auf ein Foto, das mich beunruhigt: Vier Abbildungen eines Gehirns sind zu sehen. Eins mit der Bildunterschrift »normal«, das zweite mit »Alkohol«, das dritte mit »Cannabis« und das letzte mit den Worten »Kaffee und Nikotin«. Nur das erste Gehirn sieht intakt aus, alle anderen haben, ich zitiere, »funktionelle Löcher« im besagten Cortex. Löcher in den Zähnen sind ja schon schmerzhaft, aber im Hirn möchte man doch eher keine haben. Dass Alkohol ein Zellgift ist, hat mich nie davon abgehalten, ihn zu trinken.

Nun aber, da ich ihn stoisch ablehne, haben mein drittes Auge und meine Leber diesen gewissen Glow. Es sieht nur keine Menschenseele, nicht mal ich. Ich sehe aus wie ein Teenager: Pickel im ganzen Gesicht. Ich kann mir kaum vorstellen, dass das ein Zeichen von Entgiftung ist, denn mal ehrlich: Soo viel habe ich ja nun nicht getrunken, dass mein Körper nach zwölf Wochen immer noch damit beschäftigt sein muss, über die Haut zu entgiften. Diese Frage stellt sich wohl auch Fulda, während sie mit meiner Maniküre zugange ist. Ich erzähle, dass es gar nicht mal so leicht ist, auf Alkohol komplett zu verzichten. Sie sieht mich prüfend an: »Wieso, wie viel hast du denn getrunken?« Wie soll man das bemessen? Mal tage-, manchmal wochenlang nichts, bei Essenseinladungen gerne, in Gesellschaft mehr als alleine, mit Freundinnen viel lieber als ohne, mit Männern eigentlich nie ohne. Ich war keine Ausnahmeerscheinung, keine, die es fürchterlich übertrieb. Die meisten Frauen, die ich kenne, trinken so, wie ich es tat. Sie mixen sich Grünkohlsmoothies, gurgeln mit Kokosöl, tragen ihre Yogamatte stolz wie eine It-Bag unterm Arm, posten Fotos von Chia-Pudding und Avocadobroten, sie begrüßen den Morgen mit Gingershots, können das Wort Acai-Bowl fehlerfrei aussprechen, und am Wochenende wird gebechert, als handle es sich bei Prosecco um ein Superfood aus den Anden. Neulich fiel mir sogar ein Tanktop auf, auf dem stand: »Yoga & Wine« Was soll das? Sicher sagen, dass die Trägerin eine Frau ist mit vielen Facetten: Sie kann was auf der Matte und an der Tasse. Weil Dogma, das haben wir doch alle kapiert, ist out. Ich konnte bis vor kurzem auch noch beides, aber habe beide Freizeitbeschäftigungen immer strikt getrennt. Es empfiehlt sich nämlich, weder während des Trinkens Kopfstand noch während des Praktizierens Party zu machen. Selbstverständlich? Nicht für jedermann, einmal erzählte mir eine Bekannte, sie liebe es einfach, einen Sekt vor der Yogastunde zu trinken. Ich fand das so witzig! Bis ich kapierte, dass es kein Witz war. Auf was für halsbrecherische Ideen Menschen auf der Suche nach Erleuchtung kommen.

Fulda feilt meine Fingernägel und sieht dabei kurz auf, und ich weiß, dass sie jetzt nicht mit überzeugender Mimik behaupten kann, dass mir der saubere Lebensstil echt anzusehen sei. Denn was sie sieht, seh auch ich: Ich habe gar keinen Glow. Als ich beschloss, ohne Alkohol zu sein, spann ich im Geiste rum, wie sehr ich mich verändern würde, um Jahre jünger werde ich bald aussehen, und das Weiß meiner Augen würde so strahlen, dass mich Fremde darauf ansprechen würden. Nun war das Weiß meiner Augen allerdings schon vorher reinweiß, vielleicht hätte ich für eine so drastische Veränderung zuvor kiffen müssen. Von roten Kaninchenaugen hin zu einem klaren Blick. Mein Friseur Ersan erzählte mir letztens, dass eine Bekannte mit dem Kiffen aufgehört habe und sie vier Wochen später von mehreren Leuten angesprochen wurde, ob sie sich Botox in die Stirn habe spritzen lassen. So frisch und rein wie ein glattgebügeltes Bettlaken sah sie durch ihren Gras-Entzug aus! Ich bin meilenweit davon entfernt, und mein verschrumpelter Anblick frustriert mich. Aber Botox kommt für mich auch nicht in Frage, weil mir Gurmukh Kaur, die vierundsiebzigjährige Kundalini-Queen aus Kalifornien, mal in einem Interview verriet: »Hände weg von Botox!« Denn dieses Nervengift macht den präfrontalen Cortex mindestens so kaputt wie Alkohol. Du meine Güte, dann hätte ich ja auch gleich beim Picheln bleiben können! Oder habe ich einfach zu wenig getrunken, um einen Wandel festzustellen? Vielleicht sehe ich heute genauso aus wie früher, weil die Alkoholmengen vernachlässigend gering waren. Ich könnte ja noch mal anfangen, die Dosis steigern und dann abrupt aufhören, um signifikantere Resultate zu erzielen.

Diese These wurde gestern, nach dem Ablauf von nun bereits sechs Monaten, vom Kellner in meinem indischen Lieblingsrestaurant untermauert. Er bringt mir zum Abschluss den obligatorischen Mangoschnaps. Die Male davor, sagte ich immer Danke, zahlte meine Rechnung und ließ ihn einfach stehen. Auch diesmal folgt beim Servieren des Digestifs der Witz, der immer folgt: »So, und hier noch lecker, lecker Vitamine!« Ich verkünde erstmals selbstsicher: »Ich trinke nicht.« Er sieht mich begeistert an: »Ich auch nicht. Schon einen Monat nicht mehr!« Endlich einer, der mich versteht, einer, der es kapiert hat, dem ich nichts weiter erzählen muss, der weiß, wie geil es ist ohne, und der weiß, warum wir das tun. Wir verstehen uns! Er greift sich in die Hüfte: »Schon sieben Kilo abgenommen!« Er ist stolz, und ich feuere ihn an: »Mensch, ich habe doch gleich gedacht, dass du irgendwie anders aussiehst!« Und es stimmt: Er sieht wesentlich besser aus, schlank, top in Form, schärfer geschnittene Gesichtskonturen, hellwache Augen. »Ja, ich mache Kampfsport, bereite mich gerade auf einen Wettkampf vor.« Ich bin wieder mal in meinem Element und glücklich, dass wir alle auf dem rechten Pfad sind.« »Noch drei Kilo müssen runter!«, fährt er fort. Ich würde ihm auch gerne was Sensationelles berichten, aber weder habe ich sieben Kilo abgenommen, noch sehe ich in irgendeiner Weise scharf aus. Ich besitze ja nicht mal eine Waage. Und ich wollte von Anfang an auf keinen Fall auch nur ein Pfund abnehmen, ich wollte fit und wach und vor Gesundheit strotzend sein. So gesehen sind alle meine Erwartungen in Erfüllung gegangen, aber es wäre schon geil, wenn ich auch so ausschauen würde. Um überhaupt was hinzuzufügen, rufe ich ihm schließlich nach: »Super, weiter so, ich trinke schon ein halbes Jahr nicht mehr!« Er, mit einem Fuß bereits in der Küche, guckt über seine Schulter und lässt mich wissen: »Aber ich fang bald wieder an. Freu mich schon drauf.« Mich trifft sein Vorhaben, als sei er mein leiblicher Sohn. Beim nächsten Besuch stellt er Marie und mir nach dem Essen ein Sektglas mit einer orangefarbenen Flüssigkeit hin. Marie würde heute den Schnaps gerne mal probieren, aber ich weiß schon, dass in den Sektgläsern kein Schnaps, sondern immer nur Mangosaft für Schwangere oder Kinder ist. Sie zupft den Kellner am Ärmel: »Sag mal, was ist das denn, ist das mit Alkohol?« Er: »Nein, weil, sie«, dabei legt er seine Hand auf meine rechte Schulter, »trinkt nicht.« Als wisse er mehr von mir als meine eigene Freundin. Sie trinkt nicht. Ich finde es rührend, dass er sich daran erinnert, aber er, er fängt ja bald wieder an.

Ich fange nicht bald wieder an, auch wenn ich weiß, dass sich im Rotwein Polyphenole (sekundäre Pflanzenstoffe) aus Weintrauben befinden. Sie schützen die Zellen vor freien Radikalen, weswegen er, in Maßen, als gesund gilt. Und weswegen ich ihn gerne trank. Nicht flaschenweise, aber regelmäßig. Das ist in Ordnung, sagte ich mir, und vermutlich ist es das auch. Was mich daran störte, war die Tatsache, dass ich einen geselligen Abend ohne ihn dann doch irgendwie unbefriedigend fand. So wie manche Männer den Brauch pflegen, ein, zwei Dosen Bier zur Entspannung zu trinken und eines Abends bei vier Dosen angelangt sind, aber immer noch unter Strom stehen. Ich war schon immer nach einem halben Glas beduselt, was mich jedoch interessanterweise oft nicht davon abhielt, noch an einem weiteren zu nippen. In den Zeiten, in denen ich auf Alkohol verzichtete, fühlte ich mich in meinem Körper immer so viel sensationeller. In diesen Phasen leuchtete ich von innen heraus wie ein Glühwürmchen, und ich fragte mich, warum ich das eigentlich nicht ständig so haben möchte? Es ist doch das günstigste Anti-Aging-Mittel der Welt: weglassen, was dir nicht dient. Hinzufügen, was dich nährt. Das mit dem Glühwürmchen-Schimmer ließ mich nicht los, weswegen ich vor zehn Tagen damit gestartet habe, auch noch auf die andere Substanz, die offenbar Löcher hinter meiner Stirn verursacht, zu verzichten: Kaffee. Und Zucker gleich mit. Ich hatte nämlich dieses wissenschaftliche Experiment gemacht: Zehn Toffifees enthalten fünfzig Gramm Zucker, nicht nur in Form von Zucker, auch noch Glukosesirup und Rohrzucker on top. Diese Menge in einem Messbecher betrachtet, ist zum Abgewöhnen, ich habe es tatsächlich für Anschauungszwecke ausprobiert. Nun habe ich vorübergehend gar nichts mehr: keinen Cappuccino, kein Tiramisu, keinen Campari und keine Belohnung am Ende. Zum ersten Mal also Detox ohne Retox, zum ersten Mal Detox überhaupt seit dem Aufhören. Weil ich monatelang dachte, von was ich denn noch entgiften soll, jetzt, wo ich eh nicht mehr trinke. Wenn man Kaffee verbannt, bekommt man Kopfschmerzen. Das kenne ich schon und wird einem in jedem Yoga-Retreat gepredigt. Ich fand das immer Schwachsinn, weil ich doch nicht so viele Lattes schlürfe, dass ich einen Entzug durchmachen muss. Wir wollen doch mal die Kirche im Dorf lassen! Diesmal jedoch bekam ich Glieder- und Muskelschmerzen. Ich bewegte mich tagelang wie eine alte Frau, jeder einzelne Knochen, der Rücken, die Hüfte, alles tat mir weh. Nach fünf Tagen war es vorbei, und langsam kehrte mein Schimmer zurück. Leider auch gleichzeitig die Lust auf Messbecher voll Zucker und Americano. Mir kommen, auch wenn ich es nicht wahrhaben will, immer öfter Zweifel: Geht die Askese nicht langsam ein bisschen zu weit? Macht das echt noch Spaß?

Ich weiß es nicht, aber bei Namasté muss ich nach wie vor an das gleichnamige indische Bier denken. Beim Kundalini-Yoga benutzt man glücklicherweise nicht diesen Gruß, sondern begrüßt und verabschiedet sich mit den Worten »Sat Nam«. Das bedeutet »wahres Selbst« oder »wahre Identität«. Das eine wahre Selbst grüßt also das andere wahre Selbst. Ich lege mich nun regelmäßig einmal monatlich zwischen ganz viele »wahre Selbste« in das Souterrain einer Hamburger Yogaschule, um an der Gong-Meditation teilzunehmen. Das ganze Prozedere dauert beinahe drei Stunden, man bereitet sich erst mit Körper- und Atemübungen vor, um sich dann wie ein Rochen bewegungslos für eine geschlagene halbe Stunde auf den Rücken zu legen, während der Gong gespielt wird. Es nehmen von Mal zu Mal mehr Leute daran teil, und es ist spürbar, dass alle primär für diese halbe Stunde am Ende kommen. Das ist die Belohnung für die Qualen vorweg. Wer den Gong einmal gehört hat, wird süchtig. Wer ihn noch nie gehört hat, kann sich das im Leben nicht vorstellen. Manche Menschen ertragen ihn auch nicht, es wird so laut und geht so tief, dass es einige nicht aushalten und sie den Raum fluchtartig verlassen müssen. Aber das habe ich noch nie erlebt, das erzählt man sich nur. Die Schwingungen des Gongs berühren so den Grund, dass einem Schauer über den Körper laufen, wie in Wellen, das kann sich wie ein Orgasmus anfühlen, wie eine Geburt oder als würde man jeden Moment sterben. Manchmal fängt man dabei an zu heulen oder zu lachen. Es berührt weitaus abgründigere Schichten als jede Massage und Creme. Es ist der Himmel auf Erden. Danach sagt die Lehrerin Ada jedes Mal, wir sollen viel trinken. Sie zwinkert dabei und betont: »Also Wasser!« Alkohol wirkt nämlich leider wie ein Antidot auf den Gong, besser sei es, noch tanzen zu gehen. Getanzt wird nach dem Gong generell jedes Mal noch direkt vor Ort für ein paar Minuten. Dann macht Ada das Licht an, legt »tanzbare Musik« auf und schüttelt ihre meterlangen Haare, die sonst unter ihrem Turban ruhen. Bevor der erste Takt der Musik erklingt, stehen alle mit hängenden Armen so ein bisschen verlegen auf ihren Schafsfellmatten, auch ich. Es ist ein klassischer Nichts-wie-weg-hier-Moment, der sich mit Hilfe von Alkohol einfacher gestalten ließe. Ich tanze so wahnsinnig gerne, aber nüchtern in einer weißen, zeltartigen Leinenhose, sockig in einem Kellerraum alles um sich herum zu vergessen, ist eine fortgeschrittene Asana! Seit ein paar Monaten habe ich es mir allerdings als eine Art Therapie verordnet, genau das zu tun, was ich unbequem finde. Die anderen finden es ja auch schwierig, keiner schreit Hurra, wenn es heißt: »Und jetzt tanzen wir noch ein bisschen, um die Lebensgeister wieder zu erwecken!« Eine Frau wollte beim letzten Mal partout nicht mittanzen, sie stand die ganze Zeit über an die Heizung gelehnt und sah uns zu. Was ich nur durch einen Spalt beobachtete, weil ich meine Augen beim Tanzen schließe, um alles um mich herum auszublenden. Ihr trauriger Anblick ermahnte mich, dass ich mir nie mehr selbst im Weg stehen will und dass ich die einzige Person auf der Welt bin, vor deren Blick ich bestehen muss. Und trotzdem: Einmal wollte ich den Franzosen mitnehmen, weil ich es so schön gefunden hätte, dass er den Gong mal hört und erlebt, was er mit einem macht, ohne dass man es benennen kann. Er wirkt ja im Unterbewusstsein, in den Schichten, an die man mit dem Verstand nicht rankommt, er rüttelt an dem, was uns treibt. Aber dann sagte ich unseren

Ausflug in letzter Minute mit einer faulen Ausrede (Durchfall) ab, weil mir die Vorstellung, neben ihm im Hare-Krishna-Style mit den Armen in der Luft zu fuchteln und wie ein Derwisch mit dem Kopf zu kreisen, unangenehm war. Was ich aber jedes Mal nach dem Gong im Spiegel sehe, ist eine Schönheit, die ich durch kein Serum, kein Peeling und keinen Concealer erreiche: Softness beneath it all.

Die Sache mit der alkoholfreien Attraktivität ist also nicht so plakativ wie gängige Beautytipps aus Frauenmagazinen oder die Versprechen der Werbung. Vitalität und Glanz sind in Wahrheit keine äußeren Prozesse, auch wenn wir das so gerne glauben wollen. Sein Bewusstsein zu erweitern, statt zu betäuben, ist harte Arbeit, weil man nach innen gehen muss, ohne zu fürchten, was man finden wird. Und weil das der letzte Platz ist, an den wir gehen wollen. Weil wir vergessen haben, wer wir sind, weil niemand weiß, wer wir sind, meist nicht mal wir selbst. Auf diesem unkomfortablen Weg trennt man sich von Schönheitsdiktaten, Vorstellungen und Glaubenssätzen, die man mit den Jahren über sich selbst gesammelt hat. Auch von dem negativen Smalltalk, den Frauen gerne mit sich selbst führen (Du bist zu dünn, du bist zu dick, du bist zu alt, du bist zu viel, du bist zu wenig, du bist zu dies, du bist zu jenes). Und man braucht wirklich viel, viel Geduld mit sich. Es gab eine kurze Koma-Periode am Anfang des Nichttrinkens, in der ich am liebsten schlief, schlief, schlief, es folgte eine Übergangsphase, in der ich und meine Optik kurz euphorisch waren, dann kam ein Tief, ein tieferes Tief, eine Stagnation und nun langsam der Ertrag. Ich ernte immer noch nicht körbeweise Komplimente, aber Marie meinte gestern, ich sähe so prall aus. Kann sein, dass sie es sich eingebildet hat, dass es am Kerzenlicht im Restaurant lag, aber für die Ausstrahlung ist ja in Wahrheit wirklich nicht die Anzahl der Krähenfüße entscheidend, sondern die Art des Verhältnisses, das man zu sich selbst pflegt. »Die Qualität, mit der man sich selbst betrachtet, verändert allmählich das zu Betrachtende.« Das sagte Ada jedenfalls beim letzten Mal. Dabei mache ich heute in jeder Beziehung weniger als früher. Benutze weniger Beautyprodukte, pflege weniger Kontakte, mache weniger Bohei um alles und mir weniger Sorgen.

Das Einzige, was ich mehr mache, ist Sport. Anfangs so exzessiv wie es Ex-Junkies tun, nicht nur, weil ich Ablenkung brauchte, auch weil ich mehr Kraft, Ausdauer und Zeit habe. Es gibt keinen Grund mehr, Sport am anderen Morgen ausfallen zu lassen. Selbst, wenn ich am Abend mal länger unterwegs bin, ist Verlass darauf, dass ich am folgenden Tag nicht angezählt sein werde. Ich könnte mit Kampfsport beginnen oder für einen Marathon trainieren, so viel Stamina besitze ich. Stattdessen probiere ich »Hicycle« oder »Party on a Bike« aus. Ein Trend aus New York, bei dem man auf so einem modernen Trimm-dich-fit-Rad zu lauter Musik und den Instruktionen eines attraktiven Feldwebels ordentlich abstrampelt. Das macht super Kondition und einen betonharten Popo. Seit ich aufgehört habe zu trinken, bin ich wieder fleißiges Mitglied bei Bodymethod, das ist eine hocheffektive Methode, die Kraft, Ausdauer und Stretching verbindet. Eines der härtesten Work-outs, weswegen ich es auch gerne Sergeant-Drill-Training nenne, das eine verhängnisvolle Nebenwirkung hat: Es macht extrem süchtig. Das bestätigt uns auch auf dem Höhepunkt der fünfundfünfzigminütigen Folter die Trainerin mit dem Headset auf dem Kopf: »Wenn ihr nachher auf dem Sofa liegt, werdet ihr schon wieder darüber nachdenken, wann ihr das nächste Mal hierherkommen könnt!« Sie hat recht, man verfällt dem Gefühl, sich gut zu fühlen, genauso schnell wie allen anderen Mitteln, die das mit einem machen. Alkohol gaukelt vor, er würde einem etwas Gutes tun, Sport hält sein Versprechen immer. Lieber halte ich die Plank-Position, eine Art Unterarmstütz, bis mir der Schweiß von der Stirn tropft und ich die süße Trainerin würgen will, als mit einem kühlen Läppchen auf der Stirn daniederzuliegen, weil der letzte Drink dann überraschenderweise doch nichts Gutes für mich getan hat. Auf ihrem Tanktop steht: »I got 99 problems, plank isn't one!« Ja, ich habe vielleicht auch heute noch 99 Probleme, aber Kater und Liegestütze gehören nicht dazu. Lieber bin ich süchtig nach dem Dopamin-Thrill, den ich auf dem martialischen Gerät zuverlässig bekomme, als abgeschlafft in den Seilen zu hängen.

In meinem Online-Besuchsverlauf des Fitnessstudios sehe ich, wie oft ich früher nicht erschien oder kurzfristig absagte. Klar, nicht immer waren Sake oder Sekt am Vorabend Anlass zum Abspringen, es gab genug andere Argumente, doch nicht zum Sport zu gehen: Ich hab Kopfschmerzen, ich hab meine Tage, ich hab schlechte Laune, ich hab Grippe, ich hab so viel Arbeit. Heute benutze ich solche Ausreden nicht mehr und hab zumindest eines sicher: Beine wie ein Rennpferd.

WAS man lernt, wenn man nicht mehr trinkt, ist, in ungemütlichen Posen auszuhalten, in unangenehmen Situationen und an vielleicht nicht ganz perfekten Orten zu bleiben. Das gleiche würdevolle Prinzip gilt beim Yoga, man lernt primär genau das, bloß dass man bei Haltungen, die einem schwerfallen, Hilfsmittel zur Unterstützung nehmen kann. Einen Block unter dem Hintern, damit der Lotussitz leichter fällt, einen Gurt an den Füßen, damit man seine Wade zu fassen bekommt, oder ein Polster unter dem Rücken, damit das Öffnen des Herzens nicht so schmerzt. Ohne das Hilfsmittel Alkohol bleiben Situationen jenseits der Matte jedoch immer ungeschönt, also beginnt man mit der Zeit, Spannungszustände zu ertragen. Das klingt vielleicht nach Märtyrertum, aber ist eigentlich eine wunderbare Übung, denn es bedeutet ja nichts anderes, als zu tolerieren, was einem nicht passt.

Was man auch lernt, ist, nicht jedes Loch gleich stopfen zu müssen, dass es okay ist, das Nichts auszuhalten. Manchmal fühlt es sich wie Nirvana an, an anderen Tage wie Hölle. Die Höllentage verbringe ich nun auffällig oft beim Online-Portal »Etsy«, einer Plattform, auf der Leute aus der ganzen Welt ihren Plunder anbieten. Es ist für mich wie ein Weinladen, mein persönlicher Hilfsmittel-Supermarkt, wenn ich wieder mal vergessen habe, was alles in mir steckt, und Hunger habe nach allem und nicht weiß, nach was eigentlich genau. Das ist eine Frage, die man sich sowieso nicht oft genug stellen kann: Was fehlt mir tatsächlich? Ich meine nicht den Appetit auf

Spaghetti Bollo oder einen möglichen Eisenmangel, sondern diese innere Sehnsucht, als hätte man ein Leck in der Seele, das geflickt werden muss. Selbst wenn meine Kompensation nicht mehr aus Drinks besteht, habe ich jetzt genug andere Wundermittel in meinem kleinen Werkzeugkoffer der Vermeidung. Indische Hippiekleider aus den Siebzigern zum Beispiel sind wirksame Präparate und dienen als Betäubungs-, Belebungs- und Stärkungsmittel in einem. Wenn ich mich also ausgehöhlt fühle, gehe ich nur mal kurz auf Etsy gucken, ob ich in meinen Favoritenshops was finde, was ich noch nicht habe. Oder was entdecke, was ich gar nicht gesucht habe. Zum Beispiel finde ich dort heraus, dass mein altes Afrikakleid stark inspiriert wurde von den Siebziger-Jahre-Kreationen der amerikanischen Designerin Diane Freis. Es fesselt mich derart zu sehen, wer die Quelle hinter meinem geliebten Stück ist, dass ich nicht merke, wie lange ich am Computer klebe und dass nur mal kurz schon lange vorbei ist. Oder auch, dass mein zerrupftes, von Lurexfäden durchzogenes Sultana-by-Adini-Kleid ein rares Sammlerstück mit enormem Wert ist. Es vergehen Stunden, ich komme vom Hölzchen aufs Stöckchen, vom Blüschen aufs Kleidchen und von einer Seite auf die nächste. Ich hafte nicht am Schirm fest, weil ich nichts anzuziehen habe und sonst frieren müsste, es ist eher eine Möglichkeit, innere Anspannung abzubauen. Also der gleiche Grund, warum wir trinken, rauchen, essen, ohne Hunger zu haben, oder uns auf der Lippe rumbeißen. Es ist eine Mixtur aus Ödnis und Unruhe, wobei die Nervosität eher noch ansteigt, während ich manisch nach einem bestickten Vyshyvanka-Kleid in der Ukraine suche. Und ich will nicht etwa eins haben, das leicht zu finden ist, das von sämtlichen Händlern dort nun angeboten und angeblich handbestickt und auf Bestellung individuell angefertigt wird, nachdem das traditionelle Gewand en vogue geworden ist. Ich möchte auch nicht jenes vom It-Label »Vita Kin« haben, das solche Kleider für 1500 Euro verkauft, sondern ein altes, ein Original, eines, das Leben in sich trägt. Die Suche nach etwas Besonderem kann manisch werden, und die Tracht hält mich so lange auf Trab, dass ich alle anderen unangenehmen Gefühle, die mich beschäftigen, vergesse. Es steckt also die gleiche Flucht dahinter wie bei jeder anderen Sucht, der gleiche Wunsch: Mach, dass es weggeht. Es ist meine Ausfahrt, und jeder hat einen anderen Exit. Welches Gefühl auch immer verschwinden soll durch das emsige Suchen nach einem hundert Jahre alten Unterkleid aus Hanf, es ist mir in dem Moment scheißegal, als ich auf »Bezahlen« drücke. Ich finde schließlich eines aus den dreißiger Jahren, das aussieht wie ein alter Kartoffelsack, und es wird niemand haben außer mir. Ich habe etwas ausgegraben, das mich besonders macht, nicht austauschbar. Interessant, diesen Prozess mal so in Einzelteile zu zerlegen, das psychologische Schnittmuster hinter meinem Verhalten zu erkennen. Manche Dinge verbirgt man ja sogar vor sich selbst. Tief in mir muss die Überzeugung wohnen, frustrierend durchschnittlich, nicht bemerkenswert, nicht exaltiert genug zu sein, seit durch das Wegfallen von Alkohol auch Allüren entfallen sind. Meiner Individualität verleihe ich natürlich nicht plump Ausdruck, indem ich eine Federboa trage oder mir meine Haare abrasiere, aber immer häufiger fällt mir auf, dass ich nicht mehr einfach was kaufen will, weil es im Laden hängt. Mittlerweile gibt es ja dank Fast-Fashion nicht mehr vier Saisons, sondern übergeschnappte 52 im Jahr, die häufig unter denkbar schlechten Bedingungen hergestellt werden. Secondhand zu kaufen hat neben einem einzigartigen Look noch eine andere gute Seite: Vintage-Stücke sind schon hergestellt worden, sie liegen also rum und verbrauchen weder Ressourcen noch produzieren sie mehr Müll. Darauf hätte ich natürlich auch bei einem Sherry kommen können, das muss nicht die Folge meiner Soberness sein, aber meine neue Einstellung dazu trat auffällig gleichzeitig mit dem Einstellen des Trinkens auf. Es ist nicht anzunehmen, dass dahinter das Erwachen meines inneren Gandhis steckt. Der Zusammenhang ist weniger nobel: Ich weiß, was ich will. Und ich weiß, was ich nicht will. Die Sicherheit, mit der ich diese beiden Dinge empfinde und voneinander unterscheiden kann, steigt definitiv mit fortschreitendem Nichttrinken an. Ich bin sensibilisierter für meine Bedürfnisse und vermische sie weniger mit denen der anderen und muss mich auch nicht zweimal fragen, denn auf meine Intuition ist Verlass.

Eine weitere Ersatzdroge, auf die ich gerade total abfahre, sind Sechziger-Jahre-Möbel aus Tschechien, wie zum Beispiel des Designers Jiří Jiroutek. Außerdem habe ich noch die psychedelische Wirkung des Putzens für mich entdeckt. Ich mache derzeit gerne Drogenexperimente mit Natron und Apfelessig, womit man Fliesen und Waschbecken zum Strahlen bringt. Kompensation ist menschlich und der verzweifelte Versuch, vermeintliche Defizite durch andere Fähigkeiten auszugleichen. Oder durch andere Mittel. Die Quelle der Unzufriedenheit liegt ja in einem selbst, wobei auch ein Rauschmittel nichts an der Basis ändert. Aber auf der Suche nach Dopamin,

Serotonin, Endorphin, also nach all den fabelhaften Glücks-hormonen, die stimulieren, entspannen oder Schmerz lindern, jagen wir allem hinterher, was uns möglicherweise in einen besseren Zustand versetzt als jenen, in dem wir uns befinden: die nächste E-Mail, das nächste Paket, der nächste Mann, die nächste Whatsapp, das nächste Date, der nächste Drink, der nächste Sex, die nächste perfekte Jeans, der nächste Anruf, der nächste Blick, immer in Erwartung des nächsten großen Dings, das passieren soll. Und wir vergessen, dass es kein außerhalb von uns gibt, dass kein Guru, kein Heiland, kein Retter au-ßerhalb existiert, dass alles in uns ist. Dass nur wir selbst uns krönen können. Auch die Wahrscheinlichkeit, dass etwas Un-erwartetes auf einen zukommt, sinkt, wenn man nicht trinkt. Das ist ja das Phänomenale am Alkohol, dass mit seiner Hilfe das Leben eine ganz andere Umdrehung bekommt, mehr Beat, mehr Tempo, mehr Jazz, mehr Chancen auf das nächste große Ding. Wenn man hingegen, egal was um einen herum vor sich geht, klar bleibt, verbindet man sich mit dem gegenwärtigen Moment, arrangiert sich mit ihm, bevor etwas passiert – und riecht ein Desaster hundert Meter gegen den Wind.

Neulich war ich bei einem Essen eingeladen. Als die Teller abgeräumt waren, holte eine Frau ein Einmachglas voll mit Gras raus und drehte sich einen Joint, der so übertrieben riesig war wie in einem Comic, bei dessen Konsum vermutlich so-sogar Bob Marley blümerant geworden wäre. Ich kann die Dosis nicht beurteilen, weil ich nicht kiffe, aber ich höre immer öfter, dass Leute, die mit dem Alkohol aufhören, mit dem Kiffen an-fangen. Sucht scheint eine Suche nach etwas zu sein, aber ich kenne niemanden, der langfristig etwas gefunden hat. Weder durch Kauf- noch irgendeine andere Sucht. Ich sage nicht, dass man die Apple Watch, das beste Gras, den neuesten Flachbildschirm oder die coolste Tasche der Saison in den Lagerhallen seiner Seele findet, aber ich habe die Vermutung, nur dort das aufzutun, was man im Außen so verzweifelt sucht. Die Frau mit dem Comicjoint zog an ihm so stark, dass ihre Wangen hohl wurden, und sie fragte mich dabei, warum ich nichts trinke. Sie trinke auch kaum noch, also nur so ein bisschen Wein, weil sie rausgefunden habe, dass ihr Gras viel besser bekommt als Grauburgunder. Wein hätte sie so häufig in peinliche Situationen gebracht, sie habe sich am anderen Morgen so oft geschämt, für das, was sie tat, was sie sagte, wen sie beschimpfte, auf welchen Tischen sie wie entblößt tanzte. »Das passiert mir nie beim Kiffen! Ich geh immer nach Hause, wenn ich merke, dass ich genug habe.« Bei Alkohol habe sie ihre Grenzen nicht gekannt und nie ein Ende gefunden. Ich wusste exakt, was sie meinte, aber auch, dass mein Weg nicht sein wird, das eine durch etwas anderes zu ersetzen. Meine Happy Hours sehen jetzt einfach komplett anders aus, und ich bin in manchen Stunden so brutal glücklich, dass es mir keiner glauben würde.

Ein Mann erklärte mir kürzlich, er habe kein Alkoholproblem, weil er genau wisse, warum er ihn trinke. »Und«, fragte ich, »warum?« »Ich interessiere mich nicht für den Geschmack, ich trinke, um betrunken zu werden.« Wenn man Ekstase empfinden möchte beim Konsum von etwas, das nichts weiter tut als, nun ja, gut schmecken, muss man seinen Gaumen schärfen, um aus Getränken eine andere Befriedigung zu ziehen als Weinseligkeit und Delirium. Es gibt in England zum Beispiel »Seedlip«, der mit Botanikern, Brennereien und Historikern entwickelt wurde. Er schmeckt wie Gin, und zwar deshalb, weil er mit ähnlichen Pflanzen hergestellt wird wie Gin, allerdings ohne einen Tropfen Sprit auskommt. Oder alkoholfreie Draft-Biere, die herb und frisch schmecken, und die Schaumhaube obendrauf trägt in Gesellschaft vielleicht auch mehr zum Bier- und Wirgefühl bei als ein flaches Wasser. Wobei ich bisher auf alkoholfreies Bier komplett verzichtet habe, weil ich keinen Er-satz möchte. Lieber hausgemachtes Gingerbeer oder Bulletpro-of-Coffee, in den man Butter und Kokosöl mixt, der auf mich eine Wirkung wie Koks hat. Ich habe es mal ausprobiert und konnte danach doppelt so schnell denken und tippen.

Eine preisgünstige Koksalternative ist grüner Tee (Matcha Latte, Sencha, Bancha oder Gyokura), der angenehm anregt, ohne aufzuregen, und irre viele Antioxidantien hat. Eine Ex-plosion im Mund ist auch die gehypte Golden Milk, das wär-mende Wundermittel ist ein sensationeller Stimmungsauf-heller mit Kurkuma. Und Weizengras wirkt schneller als Alkaseltzer, aber die brauche ich ja nicht mehr, seit es bei mir statt Tequilashots nur noch Gingershots gibt. Das heißt jetzt auch nicht mehr so, in einer Apotheke sah ich gerade, dass sich das Mittel gegen den Kater nun ganz modern Afteralk nennt. Auf dem Päckchen mit den Brausetabletten ist eine Katze abge-bildet, die grinst wie Garfield. Im Ayurveda hingegen gilt, dass man zum Essen nie etwas trinkt. Nicht nur, weil es das Agni, das Verdauungsfeuer hemmt, sondern auch, weil man einfach viel mehr schmeckt ohne die Ablenkung eines Getränkes. Es findet eine Art Purifizierung durchs Weglassen von Alkohol statt, die sich nicht nur auf den Geist auswirkt, sondern auch auf Gaumen und Bauch.

Aber machen wir uns nichts vor, egal, welches Substitut man auch wählt, ein alkoholfreies Bier kann niemals ein echtes ersetzen, so wie Tofu niemals nach Steak schmecken wird. Andererseits kommt man nüchtern auch nicht auf die Idee, sich nachts um zwei über den Herd zu beugen und sich kalte Spaghetti mit den Händen in den Mund zu stopfen. Oder, wie ein entfernter Großonkel der Familie, sich nach dem Besuch einer Kneipe zu Hause eine Dose Katzenfutter reinzuziehen. Er dachte, es sei Thunfisch. Das ist in jedem Fall ein großer Gewinn an Lebensqualität.

3. TEIL

DAS GLÜCK:
KOMMT IM ABGANG

Du bist mein grosses Vorbild!

FAST ein Jahr nach der katastrophalen Geburtstagsnacht in der Bar bekomme ich eine Nachricht. Sie ist nicht von dem verflossenen Schwarm, sondern von Ann-Charlott. Wir verabreden uns zum Abendessen für die kommende Woche, und sie kündigt vorsichtshalber schon mal Anastasia und mir an, dass sie nichts trinken wird. Sie hat es »etwas übertrieben« am vergangenen Wochenende. So sehr ich möchte, dass es meinen Freundinnen gutgeht, freue ich mich dennoch, zu hören, dass ich nicht die einzige Frau auf diesem Planeten bin, die es ab und zu maßlos übertreibt. Oder eher: übertrieb. Denn heute ist Maßlosigkeit aus meinem Vokabular und Leben gestrichen. Allerdings bin ich auch zwanzig Jahre älter als sie, und als ich in ihrem Alter war, war Uferlosigkeit Programm. Sie fragt: »Seit wann bist du denn jetzt eigentlich schon ›auf Entzug‹«? Ich genieße den Moment, zähle langsam von zwanzig runter bis null, um dann ins Handy zu tippen: »Fast sechs Monate.« Es klingt wahnwitzig, ein halbes Jahr, meine Güte. Sie schreibt zurück: »Du bist mein großes Vorbild!« Ich freue mich nicht so sehr darüber, weil ich es etwa schick finde, ein Vorbild zu sein, sondern weil es von ihr kommt. Weil sie es mir nie übelnahm, dass ich sie beschimpft habe, weil sie mir verzieh, obwohl es sie verletzte. Und weil sie nie dusselige Sprüche brachte à la »Mensch, fang doch endlich mal wieder an, das ist doch langweilig!« Man hat als Betrunkener keine Narrenfreiheit, die Dinge, die im Rausch gesagt werden, haben eine starke Wirkung. Ich könnte beinahe ihre Mutter sein, aber nun bin ich ihr Vorbild. Die heilige Freundin, die nicht mehr trinkt, die vor ein paar Jahren eines Morgens nur noch RADA auf der Sohle ihrer Prada-Stiefeletten stehen hatte und unsicher war, ob sie nur das goldene P oder eventuell auch Bruchstücke ihrer Würde verloren hatte. Trinkende Frauen verlieren früher oder später meist ihre Vornehmheit. Männer auch, aber irgendwie hat es bei Frauen immer den Anschein, betrunken sein sei unerhörter als bei ihnen. Männer, die betrunken sind, sind echte Kerle, Lebemänner. Neulich las ich auf einem Getränkelaster: »Echte Kerle, trinken Elbperle.« Elbperle nennt sich wohl ein Bier, unklar blieb für mich, warum der Hersteller so schlecht beraten wurde, was die Rechtschreibung angeht. Warum ein Komma zwischen Kerle und trinken? Eine Atempause, die da zwar nicht hingehört, aber den anderen Verkehrsteilnehmern sicher die Gelegenheit geben soll, mal darüber nachzudenken, ob sie echte Kerle sind. Und wenn die Antwort nein lautet, nicht so schlimm, dann können sie ja schnell zur Flasche greifen.

Ich bin kein echter Kerl und definitiv auch nicht für jeden ein Vorbild. Meine Freundin Linda beispielsweise trank auch mal mehrere Jahre nichts. Sie fing damit ähnlich wie ich aus dem Nichts an und blieb dabei. Irgendwann hatten sich alle dran gewöhnt: Linda trinkt nicht, Linda fährt den Jeep in der Silvesternacht nach Hause, Linda nimmt Cranberrysaftschorle, wenn wir eine weitere Flasche Rosé bestellen. Letzte Woche besuchte sie mich zu Hause, wir hatten viel zu besprechen, ich noch eine Flasche Rotwein oben auf dem Kühlschrank stehen. Ich hole sie runter für sie, wir quatschen und quatschen. Linda fing eines Tages wieder an, ab und an Alkohol zu trinken. So aus dem Nichts, wie sie aufhörte. »Warum eigentlich?«, frage ich sie zum ersten Mal. Weil sie irgendwann im Urlaub in San Diego mit ihrem Mann in einem Supermarkt vor diesen ganzen bunten Biersorten stand, die hübschen Flaschen, die exotischen Namen, und nach einer Dose griff mit einer Sorte aus Hawaii. Darauf hatte sie nach sechs Jahren Abstinenz Lust. Ihre Lust wurde auch maßgeblich beeinflusst durch ihren Mann, der sich so einsam fühlte beim Trinken. Ich frage: »Und, wart ihr euch danach, als du wieder trankst, näher, er weniger einsam?« Sie sagt: »Nein, natürlich nicht.« Wenige Jahre darauf verließ er sie. Was blieb, war Linda, die nun wieder trinkt und sicher bald mal wieder damit aufhören wird. Ob ihr Exmann sich unverändert einsam fühlt, entzieht sich leider meinem Wissen. Linda scheint es völlig egal zu sein, wer trinkt oder nicht trinkt. Sie achtet da nicht drauf und kommentiert es auch nicht, es interessiert sie nicht. Womöglich, weil sie weiß, dass sie jederzeit damit aufhören kann, sie ist eine der wenigen, die ich kenne, die es ja schon mal bewiesen haben. Und das zu einem Zeitpunkt, als es überhaupt nicht Trend war. Ob es das jetzt ist, ob es sich um eine Modeerscheinung handelt, weil alle immer gesünder und fitter werden wollen, ist schwer zu sagen, weil es dennoch eine persönliche Entscheidung bleibt, wann und warum man damit aufhören will, die nichts mit einem Boom zu tun hat. Aber Soberness wurde von dem New Yorker Online-Magazin »Well+Good« zum Wellness-Trend 2017 gewählt. Mir fällt auch auf, dass die Tatsache, dass ich nicht mehr trinke, bei meinem Umfeld Interesse weckt. Nicht, dass sie es mir alle direkt nachmachen wollen, aber es löst offenbar etwas aus. Eine andere Freundin sagte gerade erst, dass sie zwar noch nicht so stark ist wie ich beim Neinsagen, aber etwas in ihr lauter geworden ist, seit ich nicht mehr trinke. Die Stimme würde sie daran erinnern, dass sie nach zwei Gläsern Rotwein vielleicht nicht noch ein drittes braucht. Dass es okay ist, danach aufzuhören.

Gestern hatten wir das monatliche Treffen unserer kleinen Frauengruppe. Mone kam gerade aus dem Urlaub aus Kuba zurück. Als ich ihre Tochter während ihrer Abwesenheit einmal zufällig auf der Straße traf, sagte sie: »Mama scheint richtig Spaß zu haben. Es sei nur echt problematisch, etwas anderes zu trinken zu bekommen als Rum.« Bei unserem Treffen bestätigt Mone, Wasser zu kriegen sei beinahe nicht machbar. Man trinke dort von morgens bis abends Mojito, das fängt schon um elf Uhr vormittags an. Die kleine Frauengruppe, bestehend aus drei Freundinnen und mir, lacht. Wir gucken Mones Urlaubsfotos an, auf denen die Lebensfreude nur so überschäumt: Es wird mit den Hüften gewackelt, auf Hotelterrassen im Kolonialstil getrunken, lustige Bands spielen an jeder Ecke, das Licht lässt das Rosa der Häuser und die Haut der Menschen noch schöner wirken, Mone schwärmt, sie habe Salsa getanzt, als habe sie nie etwas anderes getan. Die beiden Freundinnen sagen: »Ach herrlich!«, da wollen sie auch hin. »Vielleicht sollten wir vorab alle zusammen einen Salsa-Tanzkurs machen?« Sie planen bereits ihren Urlaub in Kuba. Nur ich denke im Stillen: Nee, da will ich gar nicht hin. Das ist mir alles zu viel Rhythmus und Rum im Blut. Als sie gegangen sind, der Abend vorbei ist, sehe ich, dass sie zu dritt nur eine halbe Flasche Wein getrunken haben. Früher war das irgendwie anders, das Trinktempo hat sich deutlich verlangsamt.

Was mir immer häufiger begegnet, ist Ambivalenz. Ich werde gefragt, ob ich denn gar keinen Wein trinke und wie lange ich »das« schon mache. Und immer öfter lautet die Reaktion auf meine Antwort: »So lange? Ja, das ist echt schon lange.« Sind sechs Monate denn wirklich eine so lange Zeit ohne Wein? Das bedeutet ja, dass die meisten Menschen noch nie sechs Monate lang ohne Wein waren. Eine Bekannte meinte daraufhin bei einem Abendessen anerkennend: »Toll, das müsste ich auch mal machen.« »Warum?«, frage ich, warum sie meint, es auch mal machen zu müssen, und was sie denn daran hindert? »Ach, weil man ja schon dauernd irgendwo trinken muss, ich schaffe es einfach nicht, damit aufzuhören.« Die Weils, die vielen Weils, da sind sie wieder. Die Sache ist: Es wird immer Anlässe geben, Gelegenheiten existieren in meinem Leben noch genauso wie vor einem halben Jahr. Nichts hat sich geändert, außer ich selbst. Was man beeinflussen kann, ist nicht das Trinkverhalten der Gesellschaft, aber die eigene Haltung zu den Dingen. Wenn ich etwas toll finde, will ich es meistens direkt haben, will es besitzen, es erleben, mir zu eigen machen. Was also bedeuten diese vielen »Tolls« der anderen, finden sie es wirklich beachtlich, was ich tue? Meine Freundin Ini findet es wirklich, echt und tatsächlich richtig toll, sie trank auch zwei Monate lang gar nichts, weil sie von meinen Erzählungen so begeistert war. Bei anderen neugierigen Fragen nach verbesserter Gesundheit, gutem Schlaf, Klarheit, Gewichtsverlust, oder was immer die persönlichen Beweggründe sind, habe ich wiederum den Eindruck, sie wollen den Sober-Effekt auch gerne haben, ohne mit dem Trinken aufhören zu müssen. Auf einem Geburtstag einer Freundin lernte ich vor ein paar Wochen eine Frau kennen, die gefesselt schien von meinem sauflustigen San-Pellegrino-Konsum. Ich gab Auskunft, seit wann, aber zu dem Warum kamen wir gar nicht, weil ein anderer Gast am Tisch bereits wusste: »Sie trinkt nicht, weil sie gerade ein Buch schreibt und sich darauf konzentrieren muss.« Das war nicht mal ganz falsch, aber nur die halbe Wahrheit. Würde ich ein Buch über ein anderes Thema als Soberness schreiben, würde ich sicher ab und an etwas trinken. Ich habe ja nicht aufgehört, weil ich ein Buch schreibe, sondern ich schreibe ein Buch, weil ich aufgehört habe. Aber mein Warum war an dem Abend auch zweitrangig, weil die Interessierte schnell aus eigener Erfahrung sprach: »Man schläft super, ne?! Als ich das mal sechs Wochen gemacht habe, hab ich geschlafen wie ein Baby!« Sie bekam glänzende Augen bei der Erinnerung daran, und in ihrer Stimme klang Sehnsucht nach dieser Epoche. Aber gleichzeitig überlegte sie laut, dass sie auch gerne ihr Glas Wein am Abend trinkt, wenn sie kocht zum Beispiel, und wie es sie aufgeregt hat, als sie neulich von einem Ehepaar entgeistert angesehen wurde, weil sie das nebenbei erwähnte. Der Mann habe sie gefragt: »Was, du trinkst alleine zu Hause?« Als sei das ein Indiz für ein abnormes Trinkverhalten. Aber sie reagierte ganz cool: »Ja, stellt euch vor, ich trinke auch alleine zu Hause, ich bin Single, und ich warte am Wochenende nicht, bis jemand bei mir klingelt, der mir die Erlaubnis gibt, eine Flasche aufzumachen!« Eigenartig, wie sich Trinkende das Trinken gegenseitig aufs

Brot schmieren, wie man besser sein will, weniger abhängig, weniger gefährdet als die anderen.

Gestern Abend trank ich alleine zu Hause eine Flasche Traubensaft. Neuerdings gibt es in meinem Bio-Supermarkt tatsächlich einen dunklen Traubensaft, der sich Merlot nennt, und einen hellen, auf dessen Etikett allen Ernstes Chardonnay steht. Ich traf mich mit Ann-Charlott und Anastasia im Café Paris. Auf unserem Tisch sah es aus wie auf einem Kindergeburtstag: 0,5-Liter-Gläser mit Fanta und Cola. Wir, umzingelt von Weinkühlern, Kennern und Kellnern, die an Korken rochen, lachten Tränen mit 0,0 Promille im Blut. Ich weiß nicht, ob das vorbildlich ist, aber es fängt an, mir richtig Spaß zu machen.

Time is honey

MEINE Gehirnzellen sind mittlerweile so auf Zack, dass mir weder Geheimzahlen noch versteckte Parkplätze entfallen, auf denen ich mein Auto abgestellt habe. Meine Steuerunterlagen reiche ich pünktlich zum Quartal ein, und meine Finanzlage ist stabil. Das hat nicht nur mit meiner generellen Klarsicht, sondern natürlich auch was mit meinem neuen Lebenswandel zu tun, denn wer Wasser wie Wein säuft, statt andersrum, geht immer mit weniger auf dem Deckel heim als die anderen. Gerade erst letztens wieder bemerkt: Meine Freundinnen zahlten um die fünfzig Euro für ihren

Abend im Restaurant, das läppert sich ja schnell zusammen, wenn man eine Vorspeise, einen Hauptgang und zwei Viertel Wein bestellt. Ich habe zwanzig auf der Uhr. Wofür man bei Gastronomen nicht geschätzt wird. In meinem Stammlokal bekam ich oft einen Crémant aufs Haus gereicht, das schmeichelt einem, egal, ob man es will oder nicht. Selbst dann, wenn man natürlich durchschaut, dass es sich um ganz billige Verführung handelt, die dazu führen soll, mehr zu trinken. Aus minimalistischer Sicht ist Geld gleichzusetzen mit Lebenszeit. Wie viel Zeit verbringe ich mit Arbeit, um die Summe zu verdienen, damit ich das Leben führen kann, das ich führen möchte. Eine einfache Rechnung: Wer weniger ausgibt, muss weniger einnehmen. Und wer weniger trinkt, gibt per se weniger aus.

Durch den Verzicht auf Alkohol gewinnt man nicht nur eine robustere Gesundheit, sondern auch kostbare Lebenszeit. Wenn man alleine mal alles addiert: die teuren Weinkarten in Restaurants, die Highballs, die so klein sind, dass man sie runterstürzt wie Leitungswasser, das generöse Trinkgeld (»Äh, Hicks, wie viel sind noch mal zehn Prozent? Ach Wurscht, stimmt so!«), die Lokalrunden, die Taxifahrten, die Strafzettel, weil man seine Karre irgendwo nachts stehen lässt, die Abschleppkosten, weil man das Verkehrszeichen (absolutes Halteverbot) falsch interpretiert hat, und das aus dem Bett georderte Fastfood (»Sie haben die Mindestbestellsumme noch nicht erreicht!« Äh, dann nehme ich noch einen Liter Schwippschwapp) gegen den Kater. Okay, das sind natürlich nur Sonderfälle, und wie viel genau man spart, ist bedauerlicherweise niemals exakt zu ermitteln. Ganz anders geht es Rauchern.

Meine Freundin Ines hörte damit vor ein paar Monaten auf, und neulich erzählte sie mir, sie habe bereits über 700 Euro gespart! Damit kann man locker nach New York fliegen, sich verboten teure Schuhe kaufen oder aber einfach die Beine hochlegen. Dieses Haben konnte sie ganz präzise mit Hilfe einer App ermitteln. Wobei das auch ohne App geht, die Summe, die man täglich verpafft, ist ja kein Hexenwerk, sondern eine einfache Rechnung. Später stellte sich dann zwar raus, dass sie das Geld nur im Geiste gespart und leider nicht wirklich beiseitegelegt hatte, aber dennoch: Wer es zum Nichtraucher schafft, wird belohnt. Das hätte ich auch gerne, eine Zahl, eine Summe, an der ich mich ergötzen kann. Aber beim Trinken ist das schwierig, weil man sich ja nicht täglich eine oder zwei Flaschen Alkohol à sechs Euro am Automaten zieht. Oder sich mit gleichbleibender Regelmäßigkeit über Jahre hinweg jeden Wochentag einen Liter Portwein reinzimmert. Sicher gibt es solche Fälle, aber ob man in so einem Stadium noch am Führen eines Haushaltsbuches interessiert ist, bezweifle ich.

Ich wünschte, ich hätte von Tag eins an Buch geführt über die Gelegenheiten, bei denen ich unter normalen Umständen Geld fürs Trinken ausgegeben hätte, es aber nicht tat. Die Alkoholausgaben unterliegen enormen Schwankungen, mal kauft man schnell auf dem Nachhauseweg einen 5,90-Euro-Rioja der Hausmarke des Drogeriemarkts, mal ist es eine Flasche Champagner, weil Champagner aus jeder Scheiße Gold macht, am anderen Tag muss ein Sixpack Bier her fürs Grillen, dann wiederum könnte man auch draußen im Café sitzen und einen gespritzten Wein oder zwei mit der Kollegin trinken, weil es abends noch so mild ist, mal ist es der Moment, wenn man im Restaurant mit seiner Busenfreundin pfiffig ausrechnet, dass eine Flasche zu nehmen doch viel günstiger ist, wenn eh jeder zwei Gläser trinkt, mal wird es eben noch ein weiterer Gin Tonic in der Bar, weil nach Hause gehen manchmal einfach keine Option ist. Das Geld, das man für Alkohol verplempert, wird aber nie in Frage gestellt, ich habe zumindest noch nie jemanden sagen hören, dass er weniger trinken will, weil das echt ins Geld geht. Raucher hingegen sagen das permanent, was ich schon immer merkwürdig fand, also Geld anzuführen als Motiv fürs Aufhören. »Ich rauch echt total gerne, aber mir wird das einfach zu kostspielig.« Das ist absurd, dass man sich eine Sucht nicht mehr leisten kann, weil sie einem die Haare vom Kopf frisst. Der einzige wirksame Grund, sich aus einer Abhängigkeit befreien zu wollen, ist doch, dass man nicht länger abhängig, also frei sein will, oder? Letztens war ich im Weinladen, weil ich Getränke kaufen musste für unseren Rommee-Club. Der Rommee-Club findet einmal im Monat statt und wird reihum ausgetragen. Wir sind drei Frauen und ein Mann. Die Gastgeber müssen sich um etwas zu essen und zu trinken kümmern. Wir machen das jetzt etwa zwei Jahre und haben schon 800 Euro in unserer Gemeinschaftskasse. Hätten wir alle einfach mit dem Rauchen aufgehört, wären wir schneller auf diese Summe gekommen, aber keiner von uns raucht, und mit einer schlechten Angewohnheit zu brechen macht auch weitaus weniger Spaß als unsere amüsanten Spielabende. Bald wollen wir von den erspielten Piepen einen Ausflug nach Sylt machen, es wird zwar nicht für die Auslagen des ganzen Trips reichen, aber für einen Abend in der Sansibar. Ich war erst einmal in der Sansibar, aber nun werde ich ein Pfennigfuchser sein, der in die Sansibar geht und spart. Es ist unser gemeinsames Geld, aber meine Mitspieler haben ein bisschen mehr zur Verfügung, weil ich ja auch in Zukunft bei Wasser bleiben werde. Was sie noch nicht wissen und ich nicht weiß, wie ich ihnen das beibringen soll. Immerhin kann ich sie ja dann nachts nüchtern über die Insel kutschieren. Da ich mich nicht an den Drinks beteiligen werde, könnte ich stattdessen einen ganzen Hummer verzehren, aber ich stehe nicht auf Krustentiere. Ich werde also finanziell nichts vom Verzicht haben, es sei denn, ich bestelle mir aus Protest noch eine Birne Helene zum Dessert. Das Nichtmittrinken drückt sich in größeren Runden nicht in Zahlen aus, außer man besteht auf getrennte Rechnungen. Neuerdings sagen Freunde öfter beim Bezahlen, ich hätte ja viel weniger gehabt, was sich nicht auf meinen Appetit, sondern Weinkonsum bezieht. Dann bestehen sie darauf, etwas mehr zu bezahlen oder sich wenigstens ums Trinkgeld zu kümmern. Manchmal werde ich auch gleich ganz eingeladen, weil das Auseinanderfummeln der Rechnung zu kompliziert ist und die anderen sich offenbar doof vorkommen, mich mein mickriges Mahl bezahlen zu lassen. Einmal bekam ich auf dem Heimflug von Mykonos mit, wie sich drei Paare zerfleischten beim Versuch, eine Essensrechnung vom letzten Urlaubsabend gerecht zu verteilen. Mehrere Bons und Schmierzettel flogen durch den Airbus: »Hattet ihr nicht noch einen griechischen Salat vorweg, und Hanno, wie viel Bier waren es denn bei dir?« Hanno wusste nicht mehr exakt, wie viele Mythos-Bier er hatte, aber er war sicher, dass seine Sigrid keinen Ouzo intus hatte. Sich haargenau zu erinnern, wird mit steigendem Pegel nicht leichter, und lieber würde ich mich knietief ins Dispo manövrieren, als mir den letzten Urlaubstag mit einer solchen Korinthenkackerei zu versauen.

Zurück zum Rommee-Abend. Ich muss also mal wieder in den Weinladen gehen. Es ist vierzehn Uhr, der Verkäufer hat eine Fahne, und mir fällt unangenehm auf, dass mir das unangenehm auffällt. Ich möchte nicht immer kleinlicher und enger werden, nicht kritisch auf andere blicken, weil sie etwas fortsetzen, womit ich aufgehört habe. Außerdem hat man bereits nach einem Schluck eine Fahne. Ich kaufe zwei Rote, zwei Weiße, und er schlägt vor, ich soll doch lieber noch jeweils eine nehmen: »Sechs Flaschen sind billiger!« »Ach so, hmmh, na dann eine Kiste.« An der Kasse bereue ich es bereits, weil es mir widerstrebt, so viel Geld für etwas auszugeben, was mir persönlich doch gar keine Freude mehr bereitet. Während ich am Kartenlesegerät warte, höre ich neben mir einen Kunden sagen: »Ich brauche drei Kisten Fritz!« Fritz, das war auch mal unser Wein, vor hundert Jahren, als wir noch ein Ehepaar waren. Paare mögen es gerne, einen Stammwein zu haben. Fritz, das klingt beinahe so vertraut wie der eigene Sohn. Er wendet das Gesicht seiner Frau zu und fragt: »Und du, wie viele Kisten brauchst du?« Scheint, als hätten sie getrennte Weinkassen. Das Wort *braucht* klingt in dem Kontext mysteriös. Wieso brauchen sie Wein? Sagt man das so? Ist ja nicht so was wie Klopapier, also das braucht man ja echt. Vor nicht allzu langer Zeit sagte ich auch noch: »Ich brauche jetzt echt einen Drink!« Aber klar, ich verwandle mich einfach langsam in eine militante Schnepfe. Das ist der große Nachteil, wenn man keinen Wein mehr *braucht*. Ein richtiger Vorteil hingegen ist, dass ich öfter eine Runde beim Kartenspiel gewinne und meinen Punktestand schneller im Kopf addieren kann, weil meine Konzentration schärfer ist. Als das noch nicht so war, nahm ich einmal in der Not Geld aus der Rommee-Kasse, also ich lieh es mir nur. Mein Sohn wollte dringend irgendwo hin, und wir hatten kein Cash im Haus, ich bediente mich an der Kasse, die immer bei der Person verbleibt, bei der das nächste Turnier ausgetragen wird. Ein paar Tage später erinnerte ich mich nicht mehr, ob ich den Hunderter nun schon wieder zurückgelegt hatte. Ich zählte alles durch, spielte im Geist durch, wann und ob ich den Schein denn zurückgelegt hatte und wo denn zum Teufel jener Hunderter herkam, den ich eines Morgens unter einem Karton im Schlafzimmer entdeckte. Meine Spielerfreunde nahmen es mir nicht übel, aber begeistert schienen sie auch nicht, als unser Kassenwart mühselig versuchte, den tatsächlichen Inhalt unserer kleinen, balinesischen Holzkiste und jenen auf dem Papier zu ermitteln. Seit diesem Vorfall nehme ich die Kasse nicht mehr mit nach Hause. Obwohl mir heute so etwas nicht mehr passieren würde. Ich bin eine sichere Bank, in jeder Beziehung.

Neben Geld spart man sich auch viel Geschwätz, unüberlegte Handlungen und Atem. Den kann man für Sport nutzen, anstatt den Samstagvormittag gereizt am Altglascontainer zu verbringen. Weinreste, die einem auf die Hand tropfen, riechen ja am Morgen immer weniger gut als noch am Abend zuvor. Oder man kann den langen Atem für Projekte aufwenden, für die scheinbar immer die Zeit fehlte. Wir haben alle jeden Tag 24 Stunden zur Verfügung, bei jedem Augenaufschlag rasen tausend Gedankenformen durch unser Hirn, aber wir können jeden Moment entscheiden, was wir damit anfangen, was wir denken, was wir konsumieren, in uns reinlassen und von wem oder was wir uns in Liebe abwenden wollen. Gut auch, seine Gedanken durch einen IQ-Test zu schicken und zu schauen, ob sie bestehen, wenn nicht, fliegen sie raus. Ein Beispiel? Seit Alkohol aus meinem Alltag flog, verschwand noch mehr. Ich habe die Kontakte von allen Personen, mit denen ich im Laufe des Jahres nichts zu tun hatte, gelöscht. Ich habe die meisten Newsletter abbestellt. Ich habe meine komplette Wohnung, jeden Bereich mehrfach ausgemistet, und nun besitze ich nur noch die Dinge, die mich glücklich machen. Mein Mantra: »Liebe, was du besitzt, und besitze nur, was du liebst.« Das zog sich von überflüssiger Kosmetik im Bad, einer elektrischen Zahnbürste, über Klamotten, bei denen ich den Bauch einziehen muss (das legendäre nachtblaue Spitzenkleid von Diane von Fürstenberg) bis hin zu Küchenutensilien wie einem zweifach vorhandenen Spargelschäler. Ach ja, und mein professioneller Korkenzieher brach kürzlich einfach in der Mitte auseinander, ich deutete das als ein Zeichen und ersetzte ihn nicht. Nun gibt es nur noch einen simplen zum Reindrehen, der aussieht wie aus der Studentenbude, mit dem sich meine Gäste rumschlagen müssen. All den Rest habe ich auf dem Flohmarkt verkauft und einen Batzen Geld im Sack gehabt. Eine sorgsam kuratierte Kleidersammlung führt beispielsweise dazu, dass man morgens beim Anziehen Zeit spart, weil man sich nicht mit existentiellen Fragen rumschlagen muss à la wer-bin-ich und was-habe-ich-mir-bloß-bei-dieser-Latzhose-gedacht? Ich achte auf alles besser, auf Menschen, Freundschaften, meine Beziehung und auf Zeug. Gestern fusselte ich eine Stunde lang eine alte, verfilzte Kaschmir-Strickjacke ab, die ich seit Jahren besitze und um die ich mich noch nie gekümmert hatte. Heute

Morgen bügelte ich akribisch und in Seelenruhe einen riesigen afrikanischen Kaftan, den ich secondhand fand. Erwähnenswert deshalb, weil ich in den vergangenen Jahren nicht einmal etwas gebügelt habe. Ich behauptete immer, dafür hätte ich keine Zeit. Natürlich ist es nicht so, dass ich dafür früher keine Zeit fand, weil ich den lieben langen Tag mit einer Flasche Bacardi unterm Arm durch die Gegend torkelte, aber mir fehlte Muße für die einfachen Dinge. Mir fehlte die Kapazität, mich mit solchen Banalitäten zu beschäftigen, mir fehlte Geduld und Zeit. Heute habe ich von allem ausreichend, selbst dann, wenn es mal knapp ist. Und nein, ich habe nicht mit dem Fusel aufgehört, weil ich davon träumte, meine Strickwaren abzufusseln, es ist nur eine Nebenwirkung. Ich weiß, dieses ganze Achtsamkeitsgetue kann einem auch manchmal gehörig auf den Zeiger gehen, jeder redet davon, vor jedem Trend steht das Wort achtsam, aber es ist einfach wahr, dass man sich weniger von sich selbst entfernt, sich ein großer Frieden im Inneren einstellt, wenn man mit seinen Gedanken bei der Sache und im Hier und Jetzt ist, anstatt immer auf allen Hochzeiten gleichzeitig zu tanzen, in der Annahme, man würde sonst etwas verpassen. Ich denke, ich verpasse eine ganze Menge, seit ich nicht mehr trinke. Schon eine Weile verpasse ich Statusmeldungen und Instastorys und Snapchats, nun versäume ich auch immer häufiger Gelegenheiten, bei denen Alkohol der primäre Grund der Zusammenkunft ist. Es tut mir nicht leid drum, alles was ich zurzeit brauche, ist weniger als mehr.

Selbst Scheisstage sind nüchtern besser!

Und nun die schlechte Nachricht: Es wird nicht alles automatisch rosig, sobald man dem Alkohol Lebewohl gesagt hat. Auch wenn man sich ab und zu selbstverliebt auf die Schulter klopft ob der eigenen innewohnenden Stärke, gibt es immer noch sehr viele bekloppte Tage. Höhen, Tiefen und all das nervige Dazwischen, sie bleiben einem auch nach Monaten der Abstinenz erhalten. Man erkennt sie daran, dass sie erstaunliche Ähnlichkeit haben mit einem Film von Woody Allen. Es gehen Dinge großartig schief, man stößt auf Leute, die man hundert Jahre nicht getroffen hat (und wobei es auch besser geblieben wäre), Menschen verhalten sich seltsam, Arschlöcher bleiben Arschlöcher, man flucht, heult, verzweifelt, weiß nicht weiter. Aber selbst der beschissenste Tag ist nüchtern tausendmal besser als jeder verkaterte. Die Richtung und der letztendliche Ausgang der kleinen und großen Tragödien sind kontrollierbarer, man wird zum Regisseur seines Lebens und hat, egal, was auch passiert, das Sagen. Bestes Beispiel: mein vergangener Geburtstag. Als ich im Herbst den allerletzten Rotwein hatte, wusste ich noch nicht, dass es mein letzter für lange Zeit sein würde. Aber wenig später stellte ich mir vor, wohin mich diese neue Erfahrung, von nun an ohne auszukommen, tragen würde. Wo und wie ich im Frühling sein werde. Ein neuer Mensch, eine Frau in ihren besten Jahren. Ich würde in einem bestickten, antiken Kimono, mit geradem Rücken und langem Haar an einer langen Tafel im schönsten Restaurant der Stadt sitzen, milde lächelnd, umgeben von all meinen klugen Freundinnen und mein Wasserglas zu einem Toast auf mich selbst erheben. Ich würde Ruhe und Weisheit ausstrahlen und ein Ohr für alle haben, weil mein Ego bis zum Frühling auf eine liebliche Größe geschrumpft wäre, die es mir ermöglichen würde, dem Leben mit Anmut zu begegnen.

Als der Frühling schließlich da ist, liegt ein zäher Winter hinter mir, der Spuren hinterlassen hat. Ein Winter, in dem ich mich derart mit mir selbst auseinandergesetzt, mich demontiert und wieder zusammengebaut habe, dass ich mich nun nicht mehr wiedererkenne. Was ist aus mir geworden? Eine Frau in ihren besten Jahren, der es die größte Freude ist, täglich mit zwei Wärmflaschen statt einer Flasche Rotwein ins Bett zu gehen. Die kaum Bedarf an Gesellschaft oder Zerstreuung hat und, selbst, wenn sie ausnahmsweise mit viel Überredungskunst mal ausgeht, niemals einschläft, ohne sich gründlich abgeschminkt zu haben. Es ist wie ein Winterschlaf, ich igele mich ein, versinke in mir und finde nur schwer wieder den Weg zurück ins Leben. Es könnte ewig so weitergehen, aber dann kommt mein Geburtstag. Ich fahre zum Flughafen, um meinen einzigen Gast, den Franzosen, abzuholen. Auf dem Weg dorthin regnet es, wie es nur in Hamburg regnen kann: von unten, oben und den Seiten. Weder trage ich einen Seidenkimono, noch fällt mir mein langes Haar in weichen Wellen über meine Schultern. Stattdessen habe ich eine Bomberjacke an und bleibe mit meinem antiken V W-Lupo auf einer zehnspurigen Kreuzung liegen. Hinter mir Gehupe, vor mir entgegenkommende Fahrer, die wild fuchteln und mir einen Vogel und den Mittel-

finger zeigen, jedoch niemand, der aussteigt, um mir dabei zu
helfen, die Karre irgendwie von der Straße zu kriegen. Ein Pärchen hinter mir sitzt im Trockenen und starrt mich gespannt
an, als säßen sie mit Popcorn im Kino. Ich springe auf der Fahr-
bahn rum, renne zu ihrem Auto und klopfe an ihr Fenster, weil
sie es von selbst nicht öffnen, obwohl sie doch sehen, dass ich
weder selig lächle noch Gelassenheit ausstrahle. Na ja, sicher
liegt es am Regen, und sie haben große Angst, dass ein Tröpfchen auf die Konsole ihres bürgerlichen Kleinwagens fällt oder
ich sie kidnappe. Die Fahrerin lässt die Scheibe gemächlich
runter, ihr männlicher Partner sitzt neben ihr, mit ihrer Handtasche auf dem Schoß, als sei er eine Oma im Wartezimmer.
Ich frage freundlich, ob er denn eventuell mal probieren könne, meinen Wagen zum Starten zu bringen, ich hätte nun
schon alles versucht. Er macht ein verlegenes Zitronengesicht,
zieht seinen Kopf ein: »Leider nicht, wir haben was vor.« Hat
er das eben wirklich gesagt, überlege ich, während der Regen
aus meinen Haaren in weichen Wellen meine Nase runterläuft.
Seine Frau macht keinen Mucks, kein Sorry, keine bedauernde
Miene, nichts. Dann wird die Ampel grün, und sie düsen ab.
Schließlich kann ich noch einen Transporter voller Monteure
aus Dresden motivieren, einer von ihnen lässt tatsächlich sein
Leberwurstbrötchen liegen und steigt zu mir in den Lupo. Er
schafft es nach etlichen Anläufen, den Wagen zu starten, wir
kommen mit Ach und Krach noch zu meiner Werkstatt, die
zufälligerweise um die Ecke liegt. Ich habe also nicht nur Glück
im Unglück, sondern auch die Nerven, nicht sofort die Nerven
zu verlieren. Man nennt das »Dealing Power«, die Fähigkeit,
mit allem, was einem begegnet, zu dealen. Also mit Finesse

und mit Hilfe seiner inneren Reserven zu handeln. Eine Gabe, die mit Alkohol schwer zu erreichen ist.

Kleine Rückblende zu meinem Geburtstag im Jahr zuvor: Ein Kater vom Reinfeiern am Vorabend, der derart fett war, dass ich mein Auto, das ich in der Stadt hatte stehen lassen, erst völlig verpeilt am Nachmittag mit Hilfe einer Freundin abholen konnte. Zu diesem Zeitpunkt hatte ich bereits einen Burger mit Bacon, doppelt Käse, Pommes und eine große Cola, ein Menü, das mir beinahe wieder hochkam, plus einen Strafzettel. Und etliche kleine Panikattacken, weil mir bei jedem Schritt schwindelig war und ich mich nicht mehr wie der Commander über meinen Körper fühlte. Die schlimmste Nebenwirkung des Katers ist jedoch immer das schlechte Gewissen. Die innere Gewissheit, dass dieser Zustand, der auf das Trinken folgt, einfach nicht in Ordnung sein kann. Eine Freundin aus Berlin sagte mal, dass sie das null verstehen würde, sie hätte das niemals, dieses schlechte Gewissen nach dem Saufen. Sie würde sich auch nie im Leben dafür schämen, betrunken gegen eine Scheibe zu laufen: »Steh doch dazu, das gehört zu dir!« Ist das so? Oder hat nicht jeder Mensch täglich die Wahl, ob er so sein will, wie er geworden ist? Liegt darin nicht die größte Chance auf Entwicklung? Aber okay, Menschen sind verschieden. Was wichtig ist zu erinnern, denn nicht jeder, der seinen Geburtstag so hemmungslos feiert, dass er am kompletten nächsten Tag in den Seilen hängt, käme wie ich auf die Idee, deshalb gleich das hochprozentige Handtuch zu werfen – oder gar ein Buch darüber zu schreiben. Am Abend, als schließlich das eigentliche Dinner war, das ich liebend gerne abgesagt hätte, musste ich vor die Tür gehen, um Luft zu schnappen, weil mir immer noch so schlecht war. Ich lehnte draußen an der Wand und schwor mir, dass diese Facette meiner Persönlichkeit nie eine wird, zu der ich stehen werde. Meine Freundinnen hatten Spaß, anregende Gespräche und Crémant, ich hatte Kreislauf.

Dieses Jahr wird die Sause also mit einem Motorschaden eingeläutet. Als ich die Werkstatt erreiche, machen die Arbeiter gerade Feierabend, morgen würde man aber mal unter die Haube gucken. Mittlerweile ist das Flugzeug mit dem Franzosen gelandet, aber ich kann ihn nicht erreichen, weil sein Handy wieder nicht funktioniert und ich ihn dafür verfluche. Ich springe in ein Taxi und suche ihn zwischen all dem Gewimmel am Terminal, und dann steht er plötzlich vor mir, einfach so, und lächelt. Die Einzige, die aufgeregt ist, bin ich. Er, die Ruhe selbst, ist sicher gewesen, dass ich irgendwann schon kommen werde. Von so viel Gelassenheit bin ich zwar auch ohne Hangover noch meilenweit entfernt, aber immerhin habe ich es ja wenigstens geschafft, nicht immer noch reglos auf der zehnspurigen Kreuzung zu verharren. Ich habe auch keinen ADAC gerufen und keine Polizei, sondern mir selbst geholfen. Wir fahren mit der S-Bahn heim, machen noch Stopp beim Inder, wo ich einen Liter Mango Lassi trinke, obwohl mir mehr nach einem dreifachen Kümmel ist. Am nächsten Tag, meinem eigentlichen Geburtstag, geht es munter weiter in der Komödie. Ich habe weder einen Kuchen noch ein Auto, aber meinen Exmann an der Strippe, der mir ein Geschenk vorbeibringen möchte, was überaus lieb, aber schlecht terminiert ist, weil ich gerade im Baumarkt nach Malerutensilien und französischen Vokabeln suche. Man könne sich doch dort treffen für die Übergabe des Präsents, bei dem es sich, wie ich bereits herausgefunden habe, um einen Drucker handelt. Wenige Tage zuvor hatte mir mein Zahnarzt attestiert, auf meinem Kiefer sei wohl zu viel Druck. Die Osteopathin hingegen war der Ansicht, auf meinem Kreuzbein laste zu viel: »Sie haben ganz schön viel Druck, kann das sein?« Nun habe ich also bald auch noch einen nagelneuen Drucker zu Hause, und wenn noch einer an diesem Tag das Wort »Druck« ein weiteres Mal in den Mund nimmt, erdrossele ich ihn. Die Übergabe des Druckers zwischen Malerpappe und Rollen kann ich gerade noch so vereiteln. Es ist nun Mittag, mein Sohn hat mir immer noch nicht gratuliert, wir fahren zur Elbe, setzen uns bei Windstärke hundert in die Strandperle, eine Flut Regenwasser schwappt von der Markise auf meinen Parka, beim Essen eines Matjesbrötchens verliere ich ein Stück meines Schneidezahnes, und die Werkstatt ruft an, der Wagen sei nun abholbereit. Irgendwas mit der Einspritzanlage oder so, ich höre kaum hin, nur die Rechnungssumme von 358 Euro schnappe ich noch auf. Später trifft schließlich »toute la famille« in meinem kleinen Flur aufeinander, meine Stimme ist viel zu hoch, ich schwitze und schnappe über vor Freude beim Anblick des großen Kartons mit dem Drucker. Es folgt freundliches Bestaunen, und als ich das hinter mir habe, springe ich in die Bahn in Richtung Werkstatt. Als ich dort ankomme, ruft meine Freundin Ini an, um zu fragen: »Hast du denn einen schönen Tag?« Nein, es ist ein beschissener Tag, und es ist nicht nur irgendein beschissener Tag, sondern der beschissenste Geburtstag meiner gesamten Laufbahn. »Ini, es ist heute einfach alles fürchterlich! Noch nie war ich so gestresst, ich habe nichts gemacht, was ich mir gewünscht habe, stehe total unter Zeit- und sämtlichem anderen Druck, keiner hat mir einen Kuchen gebacken, und nun bin ich erledigt und muss noch zu dem Konzert am Abend.« Ini meint: »Ja, aber denk doch bloß mal an letztes Jahr, Suse!« Und wir rufen beide: »O ja, alles besser als letztes Jahr!« Vor diesem Hintergrund bin ich plötzlich richtig fröhlich.

Wenig später sacke ich in meinem Sofa zusammen. Aber dazu habe ich keine Zeit, weil ich ja schon vor Monaten Karten für Drake gekauft und meiner Freundin Nati versprochen habe, dass wir da zusammen hingehen. Als ich sie gekauft hatte, dachte ich, das sei doch witzig, dass der kanadische Rapper ausgerechnet an meinem Geburtstag kommt und nur für mich singen wird. Nun halte ich es für die dümmste Idee, die ich jemals hatte. Das Konzert ist ja nicht in einer kleinen Halle, sondern eine riesige Veranstaltung, zu der alle Teenager der Stadt pilgern. Wir müssen schon frühzeitig losfahren, was wiederum ein gemütliches Abendessen verhindert. Der Franzose bleibt also alleine zu Hause zurück, ich feiere mit Drake und tausend songtextsicheren Kindern. In der Halle, in der ich das letzte Mal vor Ewigkeiten bei einem Eishockeyspiel war, wimmelt es von Ständen mit Bier und anderen klebrigen Alkoholmischungen, die Jugendliche sich gerne reinkippen. Das Konzert ist ganz okay, aber ich denke die ganze Zeit über, wie beknackt es ist, zwischen Stuhlreihen aus angenagelten Plastiksitzen so zu tun, als würde man tanzen. Drake predigt zwischen den Songs, die fast alle nur hysterisch angespielt werden, von Licht und Liebe. Dann öffnet er mit viel Getue eine Flasche, nimmt einen großen Schluck, die Fans feuern ihn an und klatschen Beifall, als er den Alk geext hat, als sei das echt eine Riesenleistung. Ikonen müssen wohl trinken, das war schon immer so. Ich fand es damals cool, wenn Slash von Guns n' Roses mit einer Jack-Daniels-Flasche auf die Bühne schlurfte, und heute steht mein Sohn unten vor der Bühne, und ich bete, dass er nicht einer von denen ist, die applaudieren, weil ein Typ in einer roten Kunstlederjacke im Kunstnebel steht und trinkt. Drake versichert uns allen: »It's your party!«. Ja, Drake, du hast recht, es ist meine Party. Warum gibt es eigentlich so wenig Rap-Songs zum Thema Am-Freitagabend-gemütlich-zu-Haus-bleiben-und-Brennesseltee-trinken?

Als dieser vermaledeite Tag endlich überstanden ist, sagt der Franzose kurz vorm Einschlafen, dass ich das früher nie geschafft hätte. »Wie, was nicht geschafft?«, frage ich. Er meint, dass ich all das, was heute so zusammenkam, früher anders weggesteckt hätte, ausgerastet wäre, weniger gelassen und ruhig gewesen wäre. Diese Epoche, dieses Früher, das er meint, liegt Monate zurück. Er war von Anfang an der festen Überzeugung, dass das Nichttrinken zur massiven Persönlichkeitsveränderung bei mir geführt hat. Als er mich kennenlernte, sei ich ein Vulkan, eine Naturgewalt gewesen, die sich ohne Vorwarnung heftig entlud. Mir schmeichelt sein Blick auf mein neues Ich, aber ich sehe das anders, ich bin nicht die Bohne entspannter geworden. »O doch!«, beharrt er. »Früher fühlte sich das Zusammensein mit dir oft an, als würde ein Orkan über das Land fegen.« »Und nun?« »Nun hat er sich beruhigt. Deine Emotionen sind vielleicht gleich, aber sie kommen anders raus.« Außerdem würden die seltenen Stürme heute viel kürzer andauern, sich schneller legen, nicht tagelang nachhallen und auch weniger zerstören. Er hat recht, denke ich mittlerweile, die Manifestation meiner Gefühle ist eine andere.

Je mehr Zeit vergeht, in der ich zu hundert Prozent nüchtern bin, umso mehr erlange ich die Selbstbeherrschung und Kontrolle über mein emotionales Spektrum zurück, führe Kommando über meine Gefühle, statt sie permanent ungefiltert rauszuschleudern. Zwischen dem Reiz von außen und meiner Reaktion liegt nun ein Raum, den ich vorher nicht kannte. Der Raum fühlt sich überirdisch an: Ich kann in ihm die Hände einfach für einen Moment in den Schoß legen. Muss weder reagieren noch mich verteidigen noch recht haben, sondern brauche bloß etwas Zeit verstreichen zu lassen. Nicht nur mein subjektives Empfinden, sondern eine Tatsache: Alkohol führt schließlich zum Umbau von Nervenzellen in dem Bereich des Gehirns, der für die Impulskontrolle zuständig ist. Ohne ihn schaffe ich es deshalb immer öfter, gelassen zu bleiben. Immer öfter bedeutet jedoch keineswegs immer. Letztens in Paris bin ich in einem Straßencafé auf nüchternen Magen explodiert wie eine Zeitbombe. Deshalb, weil der Franzose eine Frage stellte, die mir nicht gefiel. Er hätte einfach seine Klappe halten sollen, dann wäre unser kleiner Kurztrip in die Stadt der Liebe wunderbar ausgeklungen. Tat er aber nicht. Er sah mir fest in die Augen und bohrte weiter. Was einen trifft, hat ja meist nur mit einem selbst zu tun, weniger mit der Wahl der Waffe. Auch ich hätte an dieser Stelle einfach mal die Klappe halten sollen. Dann hätten unsere letzten gemeinsamen Stunden an diesem sonnigen Sonntag in einem Pariser Straßencafé nicht so eisig geendet.

Was am Nichttrinken faszinierend ist: dass täglich eine neue Nuance hinzukommt. Man dauernd noch etwas Neues über sich erfährt, was man vorher so noch nicht wusste. Beim

Trinken kannte ich alle Schattierungen. Trinken war gut. Neunzig Prozent der Zeit, in der ich trank, war es gut. Ich hatte viel Spaß, zum Teil die beste Zeit meines Lebens mit Alkohol. Es passierte auch nicht immer Mist mit Alkohol, aber wann immer Mist passierte, war garantiert Alkohol involviert. Die zehn Prozent, die nicht gut waren, vermasselten ihn mir. Diese Zahlen könnten auch völlig falsch sein, ich hab es nicht so mit Mathe, denkbar, dass es auch eine Fifty-fifty-Kalkulation war. Vielleicht war auch die Hälfte der Zeit mit Alkohol richtig super und die andere Hälfte fatal. Es spielt aber eigentlich auch gar keine Rolle: Selbst dann, wenn es nur ein Prozent meines Lebens ist, die er mich unglücklich macht, ist das ein Prozent zu viel.

DER FALL IST GEKLÄRT!

WENN mich jemand fragt, seit wann ich nicht mehr trinke, muss ich überlegen. Ich habe aufgehört, die Tage zu zählen. Das hat damit zu tun, dass ich nicht glaube, jemals wieder mit dem Trinken anzufangen, insofern ist es auf einmal uninteressant, wie lange es bereits andauert. Das Zählen der Zeit macht ja nur Sinn, wenn man ein Ende vor Augen hat, wenn es sich um eine in sich abgeschlossene Phase handelt. Vielleicht so wie eine Diät, an deren Ende die Belohnung steht: endlich wieder alles essen. Oder wie das Leben selbst, das nicht endlich ist, das irgendwann aufhören wird. Deshalb zählt man ja die Jahre, die man bereits auf der Welt ist, feiert Geburtstage, um sich daran zu erinnern, was man schon hinter und was man eventuell noch vor sich hat. Ich weiß nicht, was ich noch vor mir habe, aber ich weiß, dass ich viele Monate hinter mir habe, in denen es mir besserging als jemals zuvor. Und auch solche, in denen es mir manchmal schlechter ging als jemals zuvor. Die einzige Zeit, in der ich mal länger nichts trank, war jene, in der ich schwanger war. Aber auch da: ein absehbares und heißersehntes Ende. Neun Monate, dann kannste wieder. Oder vor ein paar Jahren, als ich vierzig Tage lang keinen Alkohol trank. Diese seltsame Zahl hat mit Kundalini-Yoga zu tun, nach dieser Philosophie hat die Zahl vierzig eine besondere Bedeutung. Man sagt, dass es vierzig Tage braucht, um mit einer Gewohnheit zu brechen. Als ich nach dieser Zeit das erste Mal im Restaurant einen Rotwein bestellte, war es wie ein erstes Date. Ich sah ihn erst schüchtern an, das schöne dunkle Rot, dann näherte ich mich ihm, roch vorsichtig an ihm, probierte einen kleinen Schluck, ließ ihn langsam in meinen Hals laufen und spürte seine Ankunft in meinem Bauch, seine Wärme, wie gut er mir tat. Heute sind es also unzählbar viele Tage, und ich bin keine Gewohnheitstrinkerin mehr. Das ist auch ein interessantes Wort: Gewohnheitstrinkerin. Was bedeutet das? Man trinkt, weil man es so gewohnt ist, so wie man Zähne putzt, Fahrrad fährt, sich jeden Morgen einen Kaffee kocht, also ohne großes Zutun, ohne Nachdenken, beinahe automatisch? Wenn man aufhört, automatisch zum Alkohol zu greifen, unterbricht man diese Gewohnheit. Man wird bewusster, in jeder Situation. Bewusstsein schützt einen aber nicht vor unangenehmen Gefühlen, im Gegenteil. Man nimmt alles eher intensiver auf, das Schöne, das Hässliche, das Böse und das Gute. Alles, was man fühlt, ist hausgemacht, ohne Zusatzstoffe. »High on your own supply« wird dieser natürliche Zustand in der Sober-Szene genannt. Das kann sich phantastisch und fürchterlich anfühlen.

An dem Abend, als Thundercat in Hamburg auf der Bühne steht, fühlt es sich nach beidem gleichzeitig an. Thundercat ist ein Musiker aus Los Angeles, den ich kürzlich auf einer Autofahrt im Radio entdeckt habe. Ich höre nur einen einzigen Sender im Radio, ByteFM, den Rest ertrage ich nicht. Seit ich nicht mehr trinke, fahre ich anders Auto und höre anders Musik: so aufmerksam wie ein Schwamm. Ich sauge alles auf, was mir guttun oder mich bereichern könnte. Ich verbringe nun manchmal alleine für mich Musikabende, erstelle Playlisten, tanze zu Fleetwood Mac, singe zu Stevie Nicks, googele nach sämtlichen Konzerten und ärgere mich, wenn ich, wie kürzlich bei SOHN, eine Band verpasse. Ich könnte mir immer wieder die Szene aus dem Film »A bigger splash« ansehen, in dem Ralph Fiennes zu »Emotional Rescue« tanzt. Musik hatte schon immer die gleiche Wirkung auf mich wie Alkohol: Sie verstärkt alles, was in mir ist.

Das Stück von Thundercat, das sie heute im Radio spielen, ist die Single-Auskopplung des Albums. Es heißt »Show You The Way«. Als der Song vorbei ist, halte ich kurz an der Straßenseite, um mir eine Notiz in meinem Handy zu machen, damit ich seinen Namen und den des Albums bloß nicht vergesse. Es ist mir unnatürlich wichtig. Das Album erscheint am kommenden Freitag, sagt die Radiosprecherin, es heißt: DRUNK. Keine Ahnung, ob das ein Zufall ist, aber es gefällt mir. Und ich glaube keine Sekunde lang, dass es so heißt, weil es darum geht, sich zu besaufen, oder weil der Künstler das Betrunkensein feiert. Ich glaube eher an eine Message aus dem Universum für mich. Sie kommt prompt im nächsten Satz der Radioansage: Thundercat spielt in zwei Wochen im Mojo Club in Hamburg.

Seit meinem Absturz (und Sturz) war ich nie wieder dort. Ich machte einen großen Bogen drum herum, was mir nicht schwerfiel, weil ich generell nur sehr selten ausgehe. Das Ausgehen beschränkt sich seit Jahren auf Essengehen mit Drinks. Heute werde ich abgeholt von einem befreundeten Paar, das auf der Durchreise in Hamburg ist. Das Paar hat einige Beziehungsschwierigkeiten, was ich nicht nur weiß, sondern auch direkt in dem Moment spüre, als sie meine Wohnung betreten. Wie ein kalter Wind fühlt sich das an. »Wollt Ihr was trinken?«, sage ich, um die seltsame Stimmung zu überdecken. »Ich habe noch eine halbe Flasche Weißwein und eine halbe Flasche Rotwein. Also, ich weiß nicht, ob der noch gut ist, wir können auch eine neue aufmachen. Müsst ihr mal probieren, also ob der noch genießbar ist.« Ich rede wie ein Wasserfall und ärgere mich darüber, aber kann einfach nicht damit aufhören. Ich quassle nonstop, erzähle was von meinen eigenen Beziehungsproblemen, mache sie größer, übertreibe und offenbare mich, all das bloß, damit die beiden sich besser fühlen. Ich fühle mich von Minute zu Minute schlechter. Die Kanne Sencha-Tee, die ich kurz vor ihrer Ankunft getrunken habe, macht meine innere Aufwühlung nicht besser. Grüner Tee hat mindestens so viel aufpeitschende Wirkung wie Alkohol, man wird danach nur nicht schlagartig müde. Irgendwie muss mir die Dosierung danebengegangen sein, ich bin so hektisch, als hätte ich ein Näschen Speed von meinem Schneidebrett geschnupft. Der Wein steht seit über einer Woche angebrochen in meiner Küche, ein Überbleibsel vom Rommee-Club, ich hätte ihn längst wegschütten können, aber irgendwie tut es mir leid um ihn. Oder um das Geld, das ich für ihn ausgegeben habe. Ich werde wohl langsam in der Beziehung geizig. Man weiß ja auch nie, ob ein Gast vorbeischaut, und dann ist es ja gut, einen im Haus zu haben. Also trinken sie den sauren Weißwein, gespritzt mit etwas Sprudelwasser, das nicht mehr richtig sprudelt. Dazu essen wir lauwarme Nudeln mit gekauftem Pesto. Es muss schnell gehen, weil Thundercat ja heute Abend da ist. Ich gieße mir Wasser ein, rede und rede mit vollem Mund und spüre keine High-Vibes am Tisch. Am liebsten würde ich jetzt alleine losziehen, aber das geht ja nicht. Also laufen wir zu dritt im Club ein. Die Treppen runter, auf denen ich saß, als wir, Agnesha, Marie und ich, völlig von Sinnen Fotos schossen und nicht mehr aufhören konnten zu lachen. An dem Abend damals hatten wir einen, wie wir es nannten, Jürgen-Teller-Moment, tatsächlich entstand eine gute Fotoserie. Selbst das von mir mit dem hochgerutschten Kleid, auf dem man meine Leo-Unterhose sieht, ist ziemlich cool geworden. Vielleicht hätte ich damals einfach zu diesem Zeitpunkt nach Hause gehen sollen, als es noch so amüsant war, als wir noch nichts als Spaß hatten, aber man glaubt ja als Betrunkene bis zum Schluss, man sei gar nicht betrunken. Dass ich breit wie eine Haubitze war, wurde mir spätestens am anderen Tag klar, als ich sah, welche Videos ich versendet hatte. Der Adressat dieser Kunstperformance freute sich darüber, und dem Himmel sei Dank, dass sie bis heute gut bei ihm aufgehoben ist.

Jetzt stehe ich an der Bar, an der ich damals auch gestanden habe, um ein Wasser zu bestellen, weil es irgendwann doch zu mir vorgedrungen war, dass das letzte Glas einfach eins zu viel war. Neben mir stand damals ein Typ, an dessen Gesicht ich mich nicht mehr erinnern kann. Nur noch daran, dass ein Lied kam, das mir so gefiel, dass ich mitten im Satz schrie: »Komm, wir tanzen!« Der Typ kam mit, und bevor wir den ersten Tanzschritt machen konnten, lag ich auf der Nase. Oder eher auf der Backe. Später erzählte mir meine Freundin Marie, die weitaus weniger intus hatte an diesem Abend, dass ich in jeder Bar, in der wir waren (und es waren einige!), nach zwei Minuten genervt rief: »Marie, ich langweile mich fürchterlich, lass uns abhauen«. Offenbar vermag Alkohol doch nicht, die Langeweile zu vertreiben.

Nun sage ich zu dem befreundeten Paar: »Was wollt ihr trinken?«, weil sie die Tickets ja schon für uns bezahlt haben. Trinken geht irgendwie immer. Er schaut seine Freundin an und sagt: »Trinken wir Gin Tonic, Schatz?« Sie fragt: »Vertrage ich das?« Ich stehe vor den beiden und warte ab, was die Diskussion ergibt. Dann bestelle ich zwei Gin Tonic und ein Tonicwasser. Die Barfrau gießt den Inhalt einer kleinen Glasflasche mit Tonicwasser in einen großen Plastikbecher, der davon nur drei viertel gefüllt ist. Die beiden Gin-Tonic-Becher dagegen sind randvoll, plus Eis, Limette und Strohhalm. Ich frage, ob ich denn vielleicht auch noch ein Stück Limette bekommen könnte. Sie dreht sich um, greift in ihren Limetten-Bottich und schmeißt ein weiteres Stückchen in die beiden Gin

Tonics. Okay, Zitrusfrüchte werden wohl nur in Kombination mit Spirituosen ausgegeben, aber das ist jetzt auch schon egal. Wir stoßen an, und bevor der Mann auch nur einen einzigen Schluck trinkt, wird die Stimmung leichter und friedfertiger. Das ist ein Phänomen, das mir früher nie auffiel. Dass Alkohol einen Placebo-Effekt hat, denn noch bevor der erste Schluck genommen ist, steigt die Laune bei allen ausnahmslos. Alleine die Absicht zu trinken oder eher die Aussicht auf Alkohol führt dazu. Es liegt dann meist eine vorfreudige Geilheit in der Luft, vergleichbar tatsächlich mit dem Gefühl, das man hat, wenn man ahnt, dass man gleich Sex haben wird. Also natürlich nur dann, wenn man Lust hat auf Sex. Guten Sex, aufregenden Sex, vielleicht mit jemandem, den man noch nicht so lange kennt. Alkohol ist wie ein Versprechen, dass es erregend wird, ein guter Abend, ein gutes Konzert, eine gute Nacht. Beim Zuprosten sagt der Freund meiner Freundin: »Aaah lecker, Gin Tonic ist doch einfach was Feines, gäh?!« Dann sieht er auf meinen schmucklosen Becher und ergänzt: »Ach, sorry, du hast ja gar keinen!« Ich sage gar nichts, lächle, weil Lächeln seit Monaten meine einzige Waffe ist, um meine Nüchternheit zu beschützen.

Mein Tonic schmeckt für mich ein bisschen wie Gin Tonic, wir stellen uns zu dritt in eine Ecke, von der aus wir gut sehen können. Dann kommt der Künstler auf die Bühne. Er trägt ein blauweiß geringeltes Langarmshirt und in seiner großen Hand eine Tasse Tee. Ich liebe ihn über alles, bevor er auch nur einen Takt gespielt hat! Sein Album heißt zwar Drunk, aber ich weiß, dass er das nicht ist. Ich weiß zwar nicht, was er in seiner orangefarbenen Teetasse hat, vielleicht ist es auch ein Tee mit Rum, aber es ist mir egal. Immerhin kommt er nicht mit einer Flasche Jack Daniels oder einer Knolle Astra auf die Bühne. So nennt man die kleine Bierflasche in Hamburg, die ich kürzlich auch auf dem Arm der Verkäuferin des Biomarktes tätowiert sah, als sie mir ein Hirse-Buchweizen-Brot eintütete. Die Musik ist wahnsinnig gut, aber ein bisschen anstrengend, weil es lange Sequenzen gibt, in denen er nicht singt, sondern die Musiker, die alle phantastisch sind, einfach nur spielen. Für mich ist das schwierig, mich machen solche freejazzigen Momente nämlich meist etwas aggressiv, ich möchte Vocals haben, Melodien, Gefühle, die aus Stimmen gemacht werden. Immer wenn er singt, fühle ich etwas Großes, bin erfüllt, und wenn es aufhört und ein Schlagzeug oder Bass-Solo kommt, werde ich nervös. Aber dann erinnere ich mich an etwas, das mir mal ein musik-affiner Freund erzählt hat. Er trinkt immer gerne, aber wenn er auf Konzerte geht, und das tut er sehr viel, trinkt er keinen ein-zigen Schluck Alkohol. Er möchte jede einzelne Sekunde, je-den Ton, jeden Klang, jede Note exakt mitbekommen. Und das versuche ich nun auch. Ich lehne an der Wand und sehe über die wippenden Köpfe hinweg, sehe die Leute, wie sie sich an ei-nem Becher Bier festhalten, ihn zwischen die Zähne klemmen, um die Hände frei zu haben beim Applaus. Und höre einfach nur genau hin. Neben mir steht ein schlaksiger Kerl mit seiner Freundin, er wippt mit dem Kopf zur Musik, und dann schüttet er sich versehentlich beim Trinken einen großen Schluck Bier in den Kragen seines Pullis. Ich kenne das: Man trinkt und setzt das Glas falsch an, ein paar Millimeter unterhalb des Ziels, also des Mundes, und dann schwappt einem die Brühe über und rinnt den Hals runter in den Ausschnitt. Er wischt es schnell weg und schielt zu mir herüber, er kann ja nicht ahnen, dass ich einen 360-Grad-Blick habe und wie eine Eule alles sehe. Er tut mir leid, weswegen ich so tue, als habe ich es überhaupt nicht bemerkt. Dann muss ich aufs Klo. So dringend ist es gar nicht, aber ich möchte wissen, wo ich damals in dem Club rumlief, mich verlief, was schon nüchtern nicht ganz zu verhindern ist, weil das Gebäude so verwinkelt und verwirrend gebaut ist wie ein Schneckenhaus. Ich finde den Weg zur Toilette und verlaufe mich prompt auf dem Rückweg. Bekomme ein bisschen Panik, die anderen beiden nie wiederzufinden, und bin gleichzeitig so gottverdammt froh, all meine sieben Sinne heute beisammen zu haben.

Nach dem Konzert stehen wir kurz an der Bar, ich nehme noch ein Wasser, man spricht ein wenig über den Künstler und über die Rollerdisco, die hier einmal im Monat stattfindet, und wie lustig es doch wäre, da mal hinzugehen. »Meine Mutter war mal deutsche Meisterin im Paarlauf«, sage ich, aber ob ich Rollschuh fahren kann, keine Ahnung. Aber ausprobieren möchte ich es mal. Wir überlegen, wo wohl genau im Club gefahren wird, wenn die Disco stattfindet, und ob man die Rollschuhe mitbringen muss oder ausleihen kann. Aber ich höre gar nicht richtig zu. In Gedanken bin ich bei dem Fall, bei meinem Fall vom letzten Sommer, den ich endlich heute Abend aufklären will. Ich muss wissen, wo ich hinfiel und was, neben dem Alkohol, der Auslöser dafür war. In meiner Phantasie hatte ich den Abend hundertmal durchgespielt, warum ging ich alleine an die Bar, wo waren die beiden Girls, als ich mit dem Fremden quatschte, und wo, als ich stolperte? Ich trug an diesem Abend ein geblümtes Sommerkleid, hohe Schuhe und als Handtasche so einen schwarzen Stoffbeutel des Künstlers Stefan Marx, auf dem der Spruch »Dawn is mine but I will share it« gedruckt war. Ach ja, und den goldenen, zarten Armreif mit dem Kopf einer Schlange, den mir mein Exfreund mal zu Weihnachten geschenkt hatte. Aber der war am anderen Morgen nicht mehr da. Tage später fand er sich wieder bei Marie in der Handtasche, also der Armreif, nicht der Exfreund. Die Absätze der Schuhe waren mindestens zehn Zentimeter hoch, aber immerhin ein stabiler Blockabsatz, der dennoch wegknickte, als ich auf der Tanzfläche über etwas stolperte. Ein kleines Plateau oder eine Stufe, jedenfalls war das so in meiner Rekapitulation.

Ich sage zu dem Paar: »Bin gleich wieder da, ich muss mir mal den Belag der Tanzfläche ansehen, wegen der Rollschuhe.« Natürlich vollkommen gelogen, ich will die Tanzfläche angucken aus Recherchegründen, um rauszufinden, was mich zu Fall brachte. Das ist vielleicht übertrieben, sicher nicht nötig, ich hätte die Geschichte aus dem letzten Sommer auch einfach vergessen können, auf sich beruhen lassen können, Schwamm drüber, mein Gott, das passiert doch jedem mal. All die Eskapaden der Freundinnen, Kolleginnen, Bekannten, von Romy Schneider und Kate Moss zur Hilfe nehmen können, um mich selbst zu entlasten. Aber aus Gründen, die mir bis heute nicht ganz klar sind, ließ ich das nicht zu. Und nun starre ich wie ein Detektiv mit der Lupe auf den Boden, wie eine Frau, die etwas verloren hat, ein Schmuckstück oder ihr Telefon, blicke umher, suche und finde nichts. Es ist ein ganz gewöhnlicher Holzboden, vollkommen eben, nicht eine Erhöhung, keine Stufe, kein Treppenabsatz, einfach nur total flach. Ich stehe auf der Tanzfläche, ohne zu tanzen, Menschen und Musik um mich herum, und mir dämmert langsam, dass ich damals in jener Nacht, bevor die Sonne aufging, über mich selbst gestolpert war und dass ich gerade etwas wiedergefunden habe, von dem ich nicht mal ahnte, es verloren zu haben: mich. Die Morgendämmerung gehört mir, aber ich teile sie gerne.

FAMILY TIME IS HARD

Es ist kurz vor Ostern, die Feiertage verbringe ich dieses Jahr in meiner Heimat, weil eine meiner Tanten aus Amerika zu Besuch ist. Gestern Morgen ist sie aus Seattle in Frankfurt gelandet. Als ich meine Mutter anrufe, lacht sie vergnügt in den Hörer: »Wir haben gerade eine Flasche Sekt aufgemacht.« Ich: »Zum Frühstück?« Sie: »Doch nur einen Begrüüßungssekt!« Genau jetzt wäre ich gerne bei ihnen, in dem Haus, in dem sie beide geboren und groß geworden sind, in dem ich bei meiner Oma so viel Zeit verbracht habe, das heute gelb ist und früher weiß war. Wo damals das Mandelbäumchen stand, ist heute der Wintergarten, in dem wir immer sitzen. Das Haus, in dessen Garten mein Vater im Sommer im Feinrippunterhemd das Grillfeuer mit einem Blasebalg aus braunem Leder am Laufen hielt. Das Haus, in dessen Garten wir im Frühling Fondanteier und Hasen aus rotem Zuckerguss suchten. In dem wir in den Sommern, die noch brüllend heiß waren, Erdbeerkuchen mit Tortenguss aßen und Berliner Weiße aus großen Schalen tranken. Der Garten, in dem meine Schildkröte und meine Zahnspange abhandenkamen, eine kleine rotweiß getigerte Katze begraben ist, die wie eine Band aus den Achtzigern hieß: Simply Red. Der Garten, in dem meine Schwester Alexandra und ich Frau Simon und Frau Gerber spielten. Das waren ausgedachte Persönlichkeiten, feine Damen, die ein vornehmes Leben führten, die sich gepflegt unterhielten und gemeinsam zum Tennis gingen. Der Einkaufswagen auf Rollen meiner Oma diente als Tenniswägelchen, in dem wir die Federballschläger hinter uns herzogen. Das Haus, vor dem ich später meinen orangefarbenen Opel Rekord parkte, als ich den Führerschein mit achtzehn nach zwei Wochen Ferienfahrschule bestand, obwohl der Fahrlehrer mich anschrie: »Junge Frau, wachen Sie endlich auf!« Ich schlief wohl beim Fahren, weil ich zuvor zu viel in Diskotheken rumhing und darauf wartete, dass der DJ, in den ich zerstörerisch verliebt war, mich mit nach Hause nahm. In den zähen Nächten trank ich Wodka-Lemon, in den guten auch. Einmal nach einer blöden Nacht fuhr ich von der Stadt aufs Dorf zurück, plötzlich tat's einen Schlag, der Auspuff vom Opel Rekord flog ab. Ich drehte den Kassettenrekorder lauter, Thin Lizy sangen »Whiskey In The Jar«, D.A.D. grölten »Sleeping My Days Away«, und ich qualmte Kette in meiner Guns 'n' Roses-Kunstlederjacke. Das Schönste war immer, die Kippe am Zigarettenanzünder anzumachen, das war vielleicht nicht Frau Gerber und Frau Simon Style, aber das gleißende Leben, mein Leben.

Ich wäre jetzt gerne bei meiner Familie und dem Begrüßungssekt, weil es ein schöner Brauch ist, eine Flasche aufzumachen, wenn ein besonderer Tag oder jemand zu Besuch gekommen ist. Und nun komme ich zu Besuch mit meinem Sohn und weiß schon im Flugzeug, dass ich einen Strich durch die Rechnung machen werde. Sehe meine jüngere Tante immer noch in den Siebzigern auf der Heizung sitzen, mit Föhnwelle, perfekt lackierten Fingernägeln und eingezogenen Schultern, weil ihr immer kalt und es so gemütlich war, auf diesen alten Heizkörpern zu sitzen, während meine Mutter meiner Oma das Haar auf Lockenwickler drehte und sie Whisky-Cola tranken. Es war ein Ritual. Wenn meiner Oma die Haare gemacht wurden, holte meine Tante, die stets mit Amerikanern liiert war, die Flasche Jim Beam aus dem Wohnzimmerschrank, aus dem Fach mit dem Schlüssel, und mischte ihn mit Sprite aus der Dose. Meine Schwester und ich durften die Sprite-Reste trinken und waren ein Teil von dieser deutsch-amerikanischen Tradition, ohne trinken zu müssen. Ich mochte, dass es eine Regelmäßigkeit gab, Rituale haben ja etwas Ordnendes, man kann sich auf sie verlassen. So wie jenes, dass uns unsere Oma ganz selten zu festlichen Anlässen nach dem Mensch-ärgere-dich-nicht-Spiel erlaubte, ein kleines Gläschen Amaretto zu trinken, der nach Marzipan roch und im gleichen Schrank wie der Jim Beam aufbewahrt wurde.

Ein weiteres Polaroidbild im emotionalen Familienalbum: meine Mutter, meine Tante und meine Oma, wie sie im Garten auf der moosgrünen Holzbank sitzen. Die Aufregung, weil die ältere Schwester meiner Mutter zu Besuch aus Texas kommt, die Vorbereitungen im Haus, der Geruch von Grillkohle und warmem Straßenteer, meine rotverfärbten Finger. Es ist eine Erinnerung, die ich in meinem Herzen aufbewahre. Die Basis dafür bildeten elf Prozent Alkohol und Erdbeeren. Es war eine Art Brauch, dass es Erdbeerbowle gab, wenn Besuch kam. Dort, wo ich herkomme, trinkt man keinen Champagner. Meine

Schwester und ich saßen mit Clogs im Gras, bis es dämmerte. Damals fand ich diese Nachmittage, an denen endlos durcheinandergequasselt, laut gelacht und gestritten wurde, wahnsinnig gemütlich. Wir waren eine Familie; alles war richtig, so wie es war. Man findet seine eigene Familie ja meist erst rückblickend sonderbar, und das geht beinahe jedem so. Was mir als Kind entging, war die Laune der Natur: Die Stimmung stieg beim ersten Glas und sank, ein klein wenig, je mehr sich das große Bowlen-Gefäß mit der Schöpfkelle leerte.

In meinem Keller habe ich eine Kiste mit Super-8-Filmen, vor ein paar Jahren lieh ich mir einen Projektor, spannte ein Bettlaken im Wohnzimmer und sah mir alle an. Es war eindeutig zu stark für mich, die Wirkung zog mir die Schuhe aus, ich bekam die tonlosen Bilder tagelang nicht mehr aus dem Kopf. Wir beim Wandern auf dem Feldberg, meine Mutter mit einem grünweiß gepunkteten Kopftuch, mein Vater lachend mit einer Pfeife im Mundwinkel, der Mund, dem meiner immer mehr gleicht, die Bellbottom-Jeans, die Buchstaben, die wir in den Baumstamm ritzten, die gelben Regenmäntel, die Butter- und Schlüsselblumen auf der Wiese am Bach hinterm Haus, die Gänseblümchenkränzchen, die unsere Mutter uns flocht, die schiefen Ponys, die sie uns schnitt, die Faschingskostüme, die sie uns nähte, die Schultüte mit dem Löwengesicht, die sie mir bastelte, der Schmetterlingsbaum, der metallicblaue Ford Taunus, in dem wir nach Dänemark juckelten, die rote Grütze, die wir aßen und dann nicht bezahlen konnten, weil mein Vater sein Portemonnaie im Ferienhaus in den Dünen vergessen hatte, der Geruch seines Vanilletabaks. Das waren wir. Und wir alle taten das Beste, was wir konnten.

Was, wenn ich diese Bowle diesmal ausschlage? Das Ge-fühl, das mich oft begleitet, ist, dass ich Hochverrat begehe, wenn ich nicht mitmache, nicht annehme, was angeboten wird. Sei es beim Lästern, Essen oder Trinken. Aber das kann auch meine hausgemachte Wahrnehmung sein, zu glauben, mitmischen zu müssen, um dazuzugehören, damit die Har-monie nicht gestört wird. Familienzusammenkünfte sind ja für niemanden ein Picknick, zu viele Charaktere, zu viele Emp-findlichkeiten an einem Tisch verderben oft den Brei. »Family time is hard.« Das ist nicht der Werbeslogan eines Psychiaters mit dem Fachgebiet Familientherapie. Es ist der Spruch auf dem Etikett eines amerikanischen Pinot Grigio, den ich kürz-lich entdeckte. Unter den schier unendlichen Gründen, sich die Laternen auszuschießen, stehen Familientreffen wohl bei vielen an prominenter Stelle.

Heute gibt es keine Bowle. Es ist Ostersonntag, die Kinder sind keine Kinder mehr, es müssen keine Schokoladenhasen mehr versteckt und gesucht werden, es gibt kein Rahmenpro-gramm, und der Himmel ist bedeckt. Also bleiben hartgekochte Eier, Geschichten erzählen, Gulasch, Käsekuchen, Stadt-Land-Fluss spielen, keinen Beruf mit P finden, haha, doch Proktologe, plus der Erdbeersekt. Von dem wird viel gesprochen, er soll gut sein, kommt von einem ganz bestimmten Stand, irgendwo ein paar Dörfer weiter weg. Er sei nicht so süß, wie man das sonst von Erdbeersekt kennt. Ich bin erleichtert, dass es keine Bowle gibt. Das hätte ich nicht überlebt, ohne mir eine fette Erdbeere rauszufischen, die sich mit Alkohol vollgesogen hat. Das habe ich als Teenie schon gerne gemacht. Der Sekt wird angekündigt wie ein Überraschungsgast, aber tritt nicht in Erscheinung, was mich ganz nervös macht. Warum trinken sie ihn denn nicht endlich? Also, ich an ihrer Stelle hätte die Pulle doch schon lange kaltgestellt. Nur ich habe nichts zu melden, was Spirituosen angeht, also gehe ich mehrfach in den Keller und besorge mir noch eine Holunder-Bionade, die auch rot ist. Im Keller riecht es so wie vor vierzig Jahren. Dann endlich taucht er auf, der vielzitierte Erdbeersekt. Die Flasche ist schmal, erinnert mich an ein gutes Tröpfchen von der Mosel, Milchglas, durch das die smaragdrote Farbe leuchtet. Sie steht in der Küche auf der Spülmaschine. Keiner macht was mit ihr. Weder stellt sie einer ins Eisfach, noch öffnet sie jemand. Das käme für mich schon mal gar nicht in Frage, eiskalt musste er sein, bis es hinter der Stirn schmerzte. Alles mit Alkohol musste für mich eiskalt sein, außer Rotwein und Brandy. Wenn Sekt, Champagner oder Wein nicht fast gefroren waren, fand ich es ekelig, weil sie dann zu süß schmeckten, zu intensiv. Auch Gin Tonic musste mindestens auf zehn Eiswürfeln schwimmen. Das Klirrende an ihm mochte ich immer so gerne. Ich weiß, dass das aus Kennersicht verkehrt ist, wegen der eintausend Aromen, die sich unter frostigen Bedingungen nicht entfalten, aber war mir immer egal. Je länger der Erdbeersekt da so rumsteht, desto mehr frage ich mich, ob sie eventuell auf mich warten. Soll ich den Startschuss geben, es in die Hand nehmen, ihn abnicken? Ihn eingießen? Wäre doch absurd, mich hier als Kellner nützlich zu machen. Haben sie denn gar keine Lust, ihn zu trinken, bin ich es vielleicht bloß, die ihn schlürfen will? Ich stehe auf und rufe aus der Küche, während ich mir noch ein Stück Käsekuchen in den Mund stecke: »Mama, was ist denn jetzt mit dem Erdbeersekt?« »Ja, der steht da.« Keiner hat Eile, sie spielen gerade eine Runde Kniffel mit den Jungs, die noch verkatert sind vom Abend zuvor, was nicht nur damit zu tun hat, dass sie einen Kanister selbstgekelterten Apfelwein von der Verwandtschaft geschenkt bekamen, sondern die Cousins am Vorabend eine kleine Kneipentour durch Alt-Sachsenhausen gemacht haben. Irgendwann gebe ich auf, sollen sie doch ihren Kacksekt warm trinken, was geht mich das an. Nichts geht's mich mehr an, wofür sich auch keiner wirklich interessiert. Als er doch noch am Nachmittag geöffnet wird und sich alle einig sind, dass er echt nicht zu süß ist, fragt mich meine Tante, seit wann ich nichts mehr trinke. »Ein halbes Jahr fast.« Meine Mutter wirft ein: »Na ja, dann musst du jetzt auch nicht mehr damit anfangen.« So ändert sich die Lage, ein paar Monate zuvor gab sie, und sie war bei weitem nicht die Einzige, nämlich noch zu bedenken, dass es doch komisch sei, wenn ich nie wieder was trinken würde. Wir kamen darauf, weil ich ihr vom Bekannten eines Freundes erzählte, der gerade auf Entzug war und dass sie sich nun zum ersten Mal treffen würden, nach zwanzig Jahren, ohne ein Bier trinken zu können. Sie sagte, och, das sei aber schade. Und ich: »Aber Mama, er ist doch Alkoholiker!« Sie: »Ja, schon, aber es ist doch so gemütlich, was zusammen zu trinken.« Wir mussten beide ein bisschen lachen, weil sie natürlich nicht wirklich meinte, dass er mal eine Ausnahme machen soll für ein kühles Blondes, wenn er alkoholkrank ist. Dennoch zeigt es, was die meisten von uns über Alkohol denken: ohne ist es so ungemütlich.

Auf der anderen Seite werden viele Leute, wie eine Bekannte, sehr ungemütlich bei seinem Genuss. Jedes Mal nachdem sie ein Glas getrunken hat, fängt sie an, »Fuck« in die Sätze einzubauen, das steigert sich mit der Anzahl der Gläser zu »Fuck you« und – wenn eh schon alles egal ist – »Fuck you all«. Sie schwört Stein und Bein, das sei nicht wahr. Sie weiß nicht, dass der Alkohol sie so wütend macht. Wenn man es ihr am nächsten Tag erzählt, lacht sie über sich selbst, so aggressiv geworden zu sein. Die anderen finden es immer nicht ganz so komisch, es kommt ja etwas überraschend, wenn man lauschig beisammensitzt, und plötzlich faltet dich dein Gegenüber bei einem Gläschen Punsch zusammen. Alkohol sorgt nicht immer für Harmonie, er stört sie unter manchen Umständen auch empfindlich. Als Kind bat mich mein Vater mal, ihm eine Flasche Bier aus der Küche zu holen. Ich bröselte eine Scheibe Scheiblettenkäse, diesen unechten Schmelzkäse, in sein Henninger Export, nur so, weil ich es lustig fand, und servierte es ihm. Er wurde sehr wütend über die Lebensmittelverschwendung. Ein anderes Mal füllte ich eine Flasche Sherry mit Leitungswasser auf, auch einfach so, weil ich es lustig fand. Zuzutrauen wäre mir allerdings auch, dass ich mit diesem Quatsch verhindern wollte, dass sie überhaupt etwas zu sich nahmen. Solche Späße verkneife ich mir heute, überhaupt wirkt das Trinken der anderen viel weniger amüsant, als ich es mir vor meinem Besuch vorgestellt hatte. Sie trinken irgendwie lustlos, keiner scheint sich wirklich für den Alkohol zu begeistern, die Stimmung verändert sich nicht, die Gläser bleiben halbvoll, ich komme mir auch nicht von der Sippe verstoßen vor. Wir hätten also im Grunde alle auf die Illusion Erdbeersekt pfeifen können, er hat nichts dazugetan, nichts verbessert, nichts verschlechtert, aber vielleicht, denke ich, als ich am anderen Tag wieder heimfliege, vielleicht braucht man ihn einfach manchmal als Netz und doppelten Boden, das dich auffängt, falls doch mal etwas schiefgeht, und der Dinge wie ein Zauberer verschwinden lässt.

SOLO IM TEAM SOBER

MORGEN kommt ein Mann, der mir meinen Fernseher abkaufen will. Auch auf diese Art der Ablenkung möchte ich in Zukunft verzichten. Kurz bevor es so weit ist, führe ich einen Selbstversuch durch. Als Henkersmahlzeit gebe ich mir noch mal »Germany's Next Topmodel«. Ich mache es mir auf dem Sofa mit Erdnussflips unter einer Decke gemütlich. Bevor es losgeht, springe ich in die Küche, nehme die halbe Flasche Rotwein in die Hand, die noch angebrochen neben dem Herd steht. Oft gebe ich meinen Gästen auch eine halbvolle Flasche mit nach Hause, falls sie nicht leergetrunken wird, weil sie bei mir ja nur schlecht wird. Beim letzten Mal muss ich das versäumt haben. Ich öffne also den Korken, rieche daran, nehme ein Weinglas aus dem Regal und gieße es randvoll. Es ist wie ein Spiel, das ich mit mir selbst spiele, dessen Ende offen ist. Was, wenn ich tatsächlich einen Schluck probieren will, wenn es mich überkommt? Na, dann ist es eben so! Ich trage das Glas ins Wohnzimmer, auf dem Weg hebe ich es während des Laufens noch mal an meine Nase, es riecht nach Brennspiritus. Ich stelle das Glas auf dem Tisch ab, lasse seinen Anblick auf mich wirken. Dann nehme ich es in die Hand, es fühlt sich an, als würde ich mir gleich etwas richtig Gutes tun, mir was gönnen. Ich setze den Rand des Glases an meine Lippen und gehe noch einen Schritt weiter: Tue so, als würde ich einen Schluck nehmen, aber lasse meinen Mund dabei geschlossen. Das genügt, um mich davon zu überzeugen, dass ich den Wein weder im Mund noch irgendwo anders haben möchte. Ich gieße ihn in den Ausguss, den restlichen Inhalt der Flasche hinterher und gucke das tränenreiche Umstyling der Models nüchtern, was kaum auszuhalten ist. Weswegen dann aber auch keine Sentimentalität über den baldigen Verlust des Flachbildschirmes aufkommt.

Drei Jahreszeiten ohne Alkohol liegen jetzt schon hinter mir: Herbst, Winter, Frühling. Und nun ist das eingetroffen, auf das ich so lange gewartet habe: Die Lust zu trinken ist verdampft. Die Tatsache, dass mich das Trinken nun nicht mehr lockt, lässt mich interessanterweise kalt. Ich empfinde weder Arroganz, noch sind Emotionen im Spiel, die mit Erhöhung meiner selbst und Abwertung der anderen zu tun hätten. Ich fühle mich nicht besser, stärker, disziplinierter als der Rest der Menschheit. Mir ist es einfach mittlerweile schnuppe, was, wie viel und wann getrunken wird: Die Existenz von Alkohol, wenn ich für mich alleine bin, scheint ausradiert zu sein. Manchmal werde ich aber von anderen daran erinnert. So wie neulich, als ich im Getränkemarkt den Chef eines Restaurants traf. Wir standen zusammen vor den Regalen, und er zeigte plötzlich auf ein paar dekorierte Ruinart-Champagnerflaschen und machte ein genüssliches Geräusch. Ich sah ihn fragend von der Seite an. Er: »Da bin ich auch bald wieder.« In Ruinart, ist das auch ein Ort, oder meint er in Reims, wo alle traditionellen

Champagner herkommen? »In Paris«, sagte er. Paris und Champagner gehen Hand in Hand. Er sei dort häufiger, und dann fing er an zu schwärmen, von der Stadt und seinem Programm dort, beschrieb den Tagesablauf, der jedes Mal in ein und demselben Restaurant endet. Beim letzten Mal hätten sie, er und ein Freund, einen ganz alten Armagnac angeboten bekommen und diesen mit dem Küchenchef zusammen getrunken, die Flasche würde über fünfhundert Euro kosten! Man habe sie mit dem Personal an diesem Abend zusammen leer gemacht. Ich riss die Augen begeistert auf, Mensch, das ist wirklich eine schöne Geschichte! Aber sie hatte die gleiche Wirkung auf mich wie Erzählungen aus dem Skiurlaub. Welche Pisten, wie viel Meter Neuschnee, wo im kleinen Zillertal Lawinengefahr herrschte, wie gut der Palatschinken diesmal war. Ich habe weder Interesse an Alkohol noch am Skifahren, versuchte das aber zu verbergen, um nicht blasiert zu erscheinen. Es tat mir so leid, seine Euphorie nicht zu teilen, das ist so unhöflich, aber da ich ihn ja kaum kenne, wusste er natürlich nicht, dass ich weder Champagner noch hundert Jahre alten Armagnac mehr konsumiere. Wenn ich es ihm gestanden hätte, wäre doch seine schöne Ruinart-Geschichte total ruiniert gewesen.

Später sitze ich in der Küche, warte auf das Kochen des Teewassers und blättere in einem Magazin. Dort entdecke ich die Reisegeschichte einer Kollegin, die ihren Freund, der Sommelier ist, in Triest besucht. Das sei toll, dass er Experte ist, weil er immer den passenden Wein aussucht. Beim Betrachten der Fotos mit dem Vino auf dem Tisch, der mehrfachen Erwähnung eines Aperitivo und den Restauranttipps erwacht mein totgeglaubtes Interesse am Alkohol kurz und bäumt sich auf. Ein Sommelier, wie attraktiv sich das anhört. Ein paar Seiten weiter ein anderer Bericht. Es ist ein Meinungsstück, eine Autorin regt sich darüber auf, dass Zucker nun der neue gesellschaftliche Feind sei, dass alle schier durchdrehen und ihn schlechtmachen, gerade so, »als sei Zucker das neue Rauchen«. Gefolgt von einem Beitrag, wie man die perfekte unperfekte Party schmeißt. Von einer lockeren Gastgeberin, die beschwipst barfuß in der Küche tanzt, ist die Rede, von Anekdoten, die man sich später über das rauschhafte Fest erzählt, von dem Talent und der Notwendigkeit, die Zügel aus der Hand zu geben. Nach der Lektüre habe ich kein schlechtes Gewissen, weil ich trinke, sondern weil ich nicht mehr trinke. Ein schlechtes Gewissen macht einem ja selten einer von außen, das wird meistens im Inneren gebraut. Was habe ich mir meiner Meinung nach zuschulden kommen lassen? Aufgehört, das zu tun, was alle tun. Das fühlt sich feindlich an. Früher habe ich auch Artikel veröffentlicht, in denen ich mich echauffierte, dass mir dieses Gesundheitsbohei auf den Keks geht, dass ich zwar pro gesunde Ernährung bin, aber es langsam nicht mehr hören kann, wer glutenfrei, raw, vegan, zuckerfrei und von allen anderen Lastern entbunden ist. Vor nicht allzu langer Zeit wurde ich in einem Interview nach meinen Beautytipps gefragt, ich zählte auf, was ich verwende, tue und unterlasse. Mir gefiel es, dass ich neben meinem tadellosen Verhalten mit Stolz in der Stimme sagen konnte, »immer noch zu den Frauen zu gehören, die sich ohne mit der Wimper zu zucken, eine Flasche Wein hinter die Binde kippen können!«. Das entsprach den Tatsachen und war gleichzeitig sympathisch. Gut möglich, dass mich etliche blöd finden werden, sobald sie erfahren, dass ich nicht mehr dem Zirkel jener Frauen angehöre, die sich was hinter die Binde gießen: die nette Kollegin mit dem Sommelier-Freund, die Journalistin, die über den Zuckerverzicht schimpfte und Herausgeberin eines Draft-Beer-Magazins ist, manche meiner Freundinnen, die Leserinnen, die mich nicht persönlich kennen, aber dankbar waren, dass ich eine von ihnen war, eventuell die Auftraggeber, denen Essen und Trinken am Herzen liegt, vielleicht meine eigene Familie, mein Sohn, weil er unter Umständen lieber eine Mutter möchte, die dazugehört, statt eine, die an einer liebgewonnenen Tradition kratzt. Wozu man gehört, solange man trinkt, ist schwer greifbar, es ist eine Art Clan. Das Positive an einem Clan ist, dass man aufgefangen wird, Rückendeckung erfährt, eine Meinung und Erlebnisse mit den anderen Mitgliedern teilt, sich gegenseitig schützt und mit Mut ansteckt. Mir bleibt nur noch der Denver Clan, aber ich habe ja nicht mal mehr einen Fernseher, der mir Gesellschaft leisten könnte. Ich komme mir ziemlich alleine vor. Nichttrinken macht manchmal einsam, davor hatte mich niemand gewarnt. Wer auch? Es trinken doch alle. Man fängt an, sich eine innere Welt aufzubauen, sie einzurichten, redet mit sich selbst, macht Selfies, um zu überprüfen, ob man noch richtig tickt und auch so aussieht, und trotz aller Belege bleibt eine vage Ahnung, sie nicht mehr alle am Sträußchen zu haben. Das dachte ich nie, als ich noch zur Clique der Trinkenden gehörte.

Wie schon oft in den Wochen zuvor hole ich mich eigenhändig aus dem Loch und feuere mich an, als sei ich mein eigener Cheerleader: »Big G, little o, Go, Go, Go Team Go!« Ich bin solo in meinem Team Sober, und vielleicht ist es deshalb auch total okay, ab und zu Angst zu haben, sich unbeliebt zu machen, weil Angst zu haben bedeutet, dass man gerade dabei ist, etwas Mutiges zu tun. Wenn man die weniger befahrenen Routen wählt, wird es zwangsläufig still, man ist mehr alleine, der Isolation ausgesetzt. An Tagen wie heute macht es mich eben noch wütend. Ich bin wütend, mir selbst die Heimat genommen zu haben, obwohl ich sehr genau weiß, dass ein Averna auf Eis für niemanden Heimatland ist. Ich bin wütend, meine Identität (Ich trinke, also bin ich) verloren zu haben. Ich bin nicht mehr auf der Seite der Mehrheit, aber wann immer man auf der Seite der Mehrheit ist, ist es doch eh Zeit, innezuhalten und nachzudenken. Das behauptete jedenfalls Mark Twain, aber garantiert nicht bei einem heißen Ingwerwasser. Nein, niemand hat mich im wirklichen Leben ausgeladen oder aus einem Club geschmissen, weil ich Wasser statt Wein möchte, aber ich glaube, dass sie glücklicher wären, wenn sie mich wieder zurückhätten – bei sich, unter sich. Manchmal habe ich den Eindruck, sie befürchten, dass ich mit meinem Drehbleistift heimlich in einer Ecke stehe und mir Notizen mache, wie viel konsumiert wird und wer im Laufe des Abends Schlagseite kriegt. Ja, es stimmt, nüchtern weiß man mit seismographischer Genauigkeit, was im Raum vor sich geht, man entwickelt einen untrüglichen Radar für seine Mitmenschen und deren Verfassung, manchmal kann man sogar Gedanken lesen, aber was noch viel aufschlussreicher ist: Man blickt hinter seine eigenen Kulissen. Damit ist man meist zur Genüge beschäftigt.

Und nein, ich finde niemanden beschränkt, weil er trinkt. Letzte Woche kam eine Freundin vorbei, ich kochte ein Süppchen, sie trank Wein. Es war ein schöner Abend. Am nächsten

Morgen schickte sie eine Nachricht, sorry, sie habe ja meinen ganzen Wein getrunken, aber sie sei eben noch nicht so weit wie ich, sie bräuchte einfach hier und da noch Vernebelung. Ich bin nicht weiter, ich bin nur auf einer anderen Frequenz. Ich antwortete ihr: »Du hast nicht den ganzen Wein getrunken, es ist noch ein Rest in der Flasche.« Und es war noch ein klitzekleiner Rest in der Flasche. Meist ist es mir lieber, sie trinken viel in meiner Gesellschaft, ich möchte nicht, dass sie sich meinetwegen zusammenreißen, weil sie befürchten, ich würde sie bewerten. Neulich resümierte ein Freund, man habe am Vorabend ja echt einen ordentlichen Zug draufgehabt, und eine Anwesende schwächte ab, sie sei aber nicht bei den ganzen fünf Flaschen des Abends involviert gewesen, sie sei ja erst später hinzugekommen, also genau genommen nach der Flasche Prosecco. Mir sind solche Rechnereien unangenehm, weil ich spüre, dass sich gerechtfertigt wird, weil ich, die Sitte, dabei bin. Wäre ich nicht anwesend, bräuchte sich niemand zu verteidigen. Ich entschuldige mich schon lange nicht mehr dafür, nichts zu trinken, bin stolz und aufrecht. Sie aber erklären sich, versuchen sich zu entlasten, zu rechtfertigen, als müssten sie gleich bei mir ins Röhrchen blasen. Dann gibt es aber auch noch die offensive, beinahe aggressive Variante, dass betont wird, wie viel sie dann und dann getrunken haben oder wie viel Bock sie haben, jetzt etwas zu trinken. Das wirkt aber auch künstlich, als wolle man mich provozieren, als sei es ein kleiner Test, wie standhaft ich wirklich bin und ob ich nicht doch wieder ins andere Team wechseln will. Wie reagiert sie, wenn ich sage, dass ich mir jetzt, an einem Dienstagnachmittag nach dem Friseurbesuch, alleine zu Hause eine Flasche Crémant aufmache? Wie ich reagiere? Gar nicht mehr. Das habe ich mit der Zeit und nach drei Jahreszeiten gelernt. So ist es angenehmer für alle.

Wie gesagt: Es ist mir heute wirklich wurscht, ob fünf oder fünfzehn Flaschen zu fünft. Ich finde allerdings auch niemanden witziger, interessanter, schlagfertiger oder unterhaltsamer, wenn er trinkt, aber das ist ja Anschauungssache und hängt vom Winkel ab, in dem man steht. In den letzten Monaten veränderte sich der Blickwinkel hundert Mal, das schwankt, ist nicht statisch und durchaus wetterabhängig. Zum Beispiel als der Frühling auftaucht, es ohne Vorwarnung lau ist, hysterisches Gewimmel auf den Straßen herrscht, die Cafés rammelvoll, die Tage ungewohnt lang, es gleißend hell und es unmöglich ist, all das zu ignorieren. In den kühleren Monaten nicht zu trinken ist recht unproblematisch, der Alkohol ist weniger sichtbar, aber sobald die Temperaturen ansteigen, kriecht er aus jeder Ecke, aus jeder Eckkneipe, aus jeder Pore, er lauert an Trinkhallen und am Späti, der jugendlichen Kneipe der Neuzeit, vor der gestanden und direkt aus Flaschen getrunken wird. Er hockt in Straßencafés und leuchtet orange, Aperol-Spritz-Orgien werden gefeiert, Viertelliter Weißer, Gespritzter, er perlt und sprudelt wie aus einem nie versiegenden Brunnen im Schlaraffenland, die Stadt ist blutjung und bildschön und alles blitzartig so schwerelos, als hätten wir gemeinsam eine schwere Depression überstanden. Ich weiß es aus erster Hand: Dieses Lebensgefühl lässt sich nicht mit Eistee bescheißen, es will Alk! Am späten Abend sitzen die Leute immer noch draußen, in Decken gehüllt wie auf dem Zauberberg, schlotternd das Glas Mojito umklammernd. Die größte Prüfung liegt noch vor mir, der Sommer wird kommen, es werden lange Nächte werden.

Der letzte Sommer war ein heißer, sprunghaft wie immer, aber es gab ein paar Tage, die Ähnlichkeit mit Sizilien hatten. Ich saß oft mit einem Glas Wein auf meinem Balkon, weil man nicht drinnen sitzen kann ohne ein Glas Wein, wenn draußen das Leben tobt. Und das tat es überall in der Stadt, in der Nachbarschaft wurde dauernd gegrillt, ein Geruch, der sofort das Trinkzentrum anspringen lässt, Bierflaschengeschepper, Prost, lautes Lachen, Vogelgezwitscher, der Duft von Flieder. Das Glas Wein bewirkte, dass ich, obwohl ich im ersten Stock alleine auf meinem Balkon saß, den Eindruck bekam, mit den Nachbarn zusammen, Teil ihres Grillgelages zu sein. Also nahm ich aus Höflichkeit noch eins, weil auf einem Bein, haha, kann man nicht stehen. Nach dem zweiten Glas wäre es Zeit gewesen, ins Bett zu gehen, oder zumindest, sich anderen Dingen als der angebrochenen Flasche Wein im Kühlschrank zuzuwenden. Aber dann ist man ja bereits scharfgestellt, und wenn dann nix mehr kommt, nichts mehr passiert, kein Zündstoff von außen, der einen entflammt, wird's irgendwie ungemütlich, man wird unleidlich, okay, ein halbes Glas noch. In dieser hochexplosiven Verfassung steigt die Gier nach Abenteuern. Das ist meist der Zeitpunkt, an dem man auf die glorreiche Idee kommt, seinem Exfreund oder verflossenen One-Night-Stand eine Nachricht zu schicken, und während man auf das »Pling!« wartet, trinkt man noch ein halbes Glas. Wenn das erlösende SMS-Geräusch nicht eintrifft, aufgrund von mangelndem Interesse oder Zeitverschiebung, wird's kritisch, weil jetzt ist eh nur noch ein Schluck in der Pulle. Erst wenn sie leer ist, fällt man ins Bett.

Einmal schickte ich einem solchen Exfreund, mit dem ich vor über zwanzig Jahre zusammen war, mitten in der Nacht eine Nachricht aus meinem New Yorker Hotelzimmer. Dort saß ich nicht etwa und leerte alleine die Minibar, sondern war vorher zu einem Dinner gewesen und danach noch mit einer Freundin in einer Bar. Wir tranken Whisky Sour, den ich liebe! Die perfekte Mischung aus sauer und süß. Ich trank Whisky Sour in der Regel in einem Tempo, in dem Kinder Apfelsaftschorle runterstürzen, wenn sie vom Fußballtraining kommen: ohne abzusetzen. Natürlich, ein wenig riss ich mich immer zusammen, aber bei Alkohol, der so lecker schmeckt, kann man sich doch nicht beherrschen. Und dann noch die Cocktailkirsche zum Schluss, köstlich! Ich trank drei, glaube ich, in der Bar, die den Namen »Employees Only« trug. Das erinnere ich noch genau. Nicht mehr so genau leider, warum ich dem Exfreund aus den Neunzigern grußlos ein Ganzkörperfoto von mir vor dem Badezimmerspiegel schickte. Zu einem Zeitpunkt, an dem meine Klamotten bereits verstreut auf dem Boden des Hotelzimmers lagen. Wird jetzt ein bisschen klarer, warum ich nicht daran glaube, dass Alkohol bloß ein Genussmittel ist? Er ist Eskapismus, er ist Fluchthelfer, er katapultiert dich in Situationen und an Orte, an die du ohne ihn nie gelangt wärst. Und ich kenne einen Haufen Frauen, denen exakt das Gleiche passiert: Kaum eine bleibt bei einem Drink und bei Verstand. Am Morgen darauf hätte ich alles getan, um ausgeruht in meinem gebügelten Pyjama zu erwachen. Hätte mir gewünscht, sagen zu können: Guck, exakt so hattest du das geplant. In Deutschland hingegen freute man sich über meine Offenherzigkeit. Das Foto wirkte wie Benzin im Feuer unserer virtuellen Affäre, weil Phantasie nicht so brandgefährlich ist wie das echte Leben. Danke, heißgeliebter Alkohol! An dem Verschicken von sexy Fotos finde ich nach wie vor nichts verwerflich, weil sie Absender und Empfänger einfach manchmal mehr Spaß machen als Katzenvideos. Aber ich habe es heute lieber, meine sieben Sinne, inklusive des Gleichgewichtssinns, beisammenzuhaben, wenn ich auf Senden drücke. Seit ich solche Fisimatenten nicht mehr mache, liebe ich den Tagesanbruch, die erste Sekunde eines Morgens, wenn ich die Augen noch geschlossen habe und mich an das Letzte erinnere, an das ich vorm Einschlafen gedacht habe. Und dann auf den allerersten, frischen Gedanken warte, der mir sauber durchs Hirn galoppiert: Nichts zu bereuen, keine schlechte Entscheidung getroffen zu haben, die eine gute Story macht. Ich habe noch keinen einzigen Morgen bedauert, als Kapitän meiner Mannschaft zu erwachen und pfeilgenau zu wissen, wo's langgeht.

NACH MITTERNACHT ERFÄHRT MAN NICHTS, WAS MAN NICHT SCHON WÜSSTE

MEINE Freundin Miri hat heute Geburtstag, und ich habe auf den Tag genau das letzte Mal vor sieben Monaten etwas getrunken. Sie wohnt neuerdings im siebzehnten Stockwerk eines Hochhauses auf der Reeperbahn. Einen Ausblick über den Hafen und die ganze Welt hat sie da oben. Ich überlege, was ich ihr schenken könnte, und mir fällt das Gespräch von vier Frauen ein, das ich vor einiger Zeit in der Mittagspause aufgeschnappt hatte. Sie kannten sich offenbar von der Arbeit und überlegten gemeinsam, was sie einer ihrer Kolleginnen, die nicht anwesend war, schenken könnten. Eine Frau mit Mittelscheitel und einer randlosen Brille meinte: »Einen Amazon-Gutschein finde ich immer gut.« Die anderen waren nicht ganz sicher, ob das das Richtige ist, aber sie insistierte: »Doch, ich hätte zu meinem letzten Geburtstag auch lieber einen Amazon-Gutschein geschenkt bekommen anstatt diese scheiß Kupferbecher.« Ihr Gesicht bekam dabei einen wütenden Ausdruck. »Was denn für Kupferbecher?«, fragte eine andere. »Na für Moscow Mules, dabei hab ich gar keinen Bock mehr auf Moscow Mules, weil ich mich davon mal so übergeben habe!« Sie war richtig sauer. Das Wort »übergeben« klang medizinisch, als sei sie Opfer einer Gewalttat gewesen, als hätte man ihr die Moscow Mules gegen ihren Willen mit einem Trichter eingeflößt und ihren Magen danach im Krankenhaus auspumpen müssen. Ich denke ja immer, dass es kein Zufall ist, welche Gesprächsfetzen man mitbekommt, bloß, dass ich diesmal gar nicht zusammenbekomme, was ich sehe und was ich da höre. Die Story, die diese Frau erzählt, passt nicht zu ihrem Look, sie sieht nicht nach Partygirl aus, das sich betrinkt, bis es kotzt. Dabei ist ja genau das der Trugschluss, weil einfach durch die Bank weg alle trinken! Die Biederen, die Wilden, die Scheuen, die Großmäuler, die Reichen und die Armen, die Jungen und die Alten. Ich hingegen sehe heute mal endlich wieder annähernd so aus, als würde ich auf eine Party anstatt auf den Grünen Parteitag gehen. Die hohen Schuhe, in denen ich umgeknickt bin, habe ich beinahe ein Jahr nicht mehr angehabt, aber nun radle ich in ihnen auf die Reeperbahn und freue mich. In Miris Wohnzimmer ist ein Kinderplanschbecken aufgebaut, darin liegen eisgekühlte Getränke. Ich nehme mir die einzige Rhabarberschorle und später ein Malzbier. Es sind viele Kollegen da, die ich kenne und lange nicht gesehen habe, es gibt Kartons voll Pizza, Wein, Bier und Waldmeisterlikör mit Wodka. Der ist bereits zusammengemischt in einer Flasche und riecht wie Mundspülung. Wir sind fast nur Frauen, lachen laut, erzählen Geschichten, ein Gast fragt, ob sie den Rotwein denn auch in den orangefarbenen Plastikpool legen soll, eine andere Frau schreit entsetzt, als sei sie eine Mitarbeiterin des Weinführers »Der kleine Johnson«: »Bloß nicht! Rotwein kühlst du niemals.« Miri zuckt mit den Schultern, och, sie kühle alles, auch Rotwein. »Na, deine armen Gäste, die Rotwein trinken möchten!«, erwidert die Expertin. Ich forme in meinem Mund den Satz, dass das nicht stimmt, dass es sehr wohl Rotweine gibt, die man leicht gekühlt trinkt, aber schlucke ihn im letzten Moment runter, weil es Energieverschwendung ist, über Alkohol zu dozieren. Miri fragt, ob ich das immer noch mache. Das Nichttrinken meint sie. »Ja, ja« und »Krass«, und dann geht's weiter mit dem Waldmeisterlikör. Die Kollegin neben mir will mir was in meinen Becher schütten, als ich sage, dass ich das Zeug nicht möchte, sagt sie: »Du bist ja soo langweilig!«, und ich bin erstaunt, dass es diesen Satz wirklich noch gibt. Das ist der langweiligste Spruch, den man doch zu jemandem sagen kann, der nichts trinkt, oder? Man könnte sich als Trinkender doch auch mal was Originelleres einfallen lassen. Ich sage: »Bis eben hast du mich doch noch ganz interessant gefunden, und jetzt bin ich auf einmal langweilig?«, was sich darauf bezieht, dass wir gerade mitten in einem, wie ich finde, guten Zwiegespräch gesteckt haben. »Ach was, ich fand dich doch noch nie langweilig!« Es war also nur ein Scherz. Dennoch verabschiede ich mich kurz darauf. Nicht, weil ich beleidigt bin, bloß, weil ich schon alle Sätze kenne, die nach Mitternacht gesprochen werden. Meine eigenen und die der anderen.

Unten auf der Reeperbahn kommen mir etliche Fünfer-Männergruppen entgegen, fünf scheint eine gute Zahl zu sein zum Feiern. Sie laufen so dicht nebeneinander, dass ich mir Platz machen muss, um durchzukommen. Jeder Einzelne hält sich an einer Bierflasche fest. Ich schließe mein Rad ab, und ein Teenie-Pärchen, vielleicht sechzehn Jahre alt, setzt sich auf das Geländer, an dem mein Schloss befestigt ist. Er sagt zu ihr: »So, das haben wir schon mal geschafft, was machen wir jetzt?« Geschafft haben sie es offenbar auf den Kiez, und nun sind sie ratlos, wohin mit sich und dem angebrochenen Abend. Das Mädchen lächelt mich beschwipst an, ihr Blick leicht verstrahlt: »Sie müssen uns helfen, was sollen wir machen?« Der Junge fügt an: »Was raten Sie uns? Nach Hause oder noch weiter ausgehen?« Ich, wie aus der Pistole geschossen: »Nach Hause!« Er: »Okay, das ist der Rat der Vernunft.« Ich: »Nee, das ist der Rat einer Mutter.« Was ihn wütend macht: »Aber wir sind ja keine achtjährigen Kinder mehr!« Dann fragt mich doch nicht, ihr Spacken, denke ich und mache schnell den Abflug, bevor sie mich für eine von den Zeugen Jehovas halten mit dem Wachturm in der Hand. In ihrem Alter war ich auch noch davon überzeugt, die Nacht hielte die Wahrheit parat. Auf dem Heimweg kommen mir auf dem Fahrradweg alle paar Meter Gruppen von Leuten entgegen, die nicht checken, dass sie auf einem Fahrradweg rumtorkeln, wirklich jeder hält an diesem Abend eine Flasche oder Dose mit einem Drink in der Hand. An jeder Ecke blitzt mir die Anti-Alkohol-Kampagne »Kenn dein Limit« entgegen, sticht mir die Plakatwerbung ins Auge mit Sätzen wie: »Auf einem Bein kann man nicht stehen. Auf allen vieren krabbeln auch nicht.« Dabei geht das sehr gut, das auf allen vieren krabbeln, und wird sicher von einigen heute Nacht praktiziert.

Am nächsten Morgen ist Sonntag, und ich wache um 5.48 Uhr auf. Das ist meine aktuelle Aufwachzeit, jeden Tag. Frank Sinatra sagte mal, ihm würden die Menschen leidtun, die nicht trinken: So gut wie sie sich beim Aufwachen fühlen, fühlen sie sich den Rest des Tages auch. Da muss ich ihm recht geben, den ganzen Tag fühle ich mich konstant, von Montag bis Sonntag. Der Körper macht keinen Unterschied mehr, welcher Wochentag ist, und er macht keine Ausnahme, nur, weil Sonntag ist. 5.48 Uhr ist in etwa auch die Aufwachzeit von Vierjährigen, die dann gerne Legokisten ausschütten und Lärm veranstalten. Ich mache mir einen Matcha, chante ein paar Mantren vor mich hin und fange mit der Arbeit an. Als ich beschloss, nüchtern zu leben, war der zweite Mann, an den ich dachte, Charles Bukowski. Ich bekam Panik. Was für eine furchterregende Vorstellung, in Zukunft so in Balance zu sein, dass ich nicht mehr rotzig, gemein, sarkastisch, zynisch und lustig sein kann. Ich las Auszüge aus »Love Is A Dog From Hell«, kreiste melancholisch um die angebrochene Flasche Rotwein in der Küche und fluchte: »Warum verdammte Scheiße, kippst du dir nicht einfach diesen verfickten Wein hinter die Binde?« Aber ich beruhigte mich rasch, weil ich schon nach wenigen Tagen rausfand, dass das völliger Unfug ist. Seit ich nichts trinke, verabrede ich mich allerdings nicht mehr zum Dinner, sondern lege Businesstermine in die Stunden, in denen es hell ist, dann fällt nicht auf, dass ich antialkoholisch unterwegs bin. Ich bin aber auch wesentlich produktiver, kann bis nachts um drei am Laptop hocken und bin immer noch hellwach und konzentriert, es gibt weniger Ablenkung durch aufgekratzte Abende und sehr viel mehr Bündelung und Ordnung im Oberstübchen, keine Ausfälle, keinen Tag im Bett wegen eines Katers und auch keine längere Schreibblockade, weil ich alle Hirnzellen dafür aufwenden muss, mir zusammenzureimen, ob ich Blödsinn gemacht habe. Das kann man auch anders betrachten, wie ein Songschreiber mir gerade gestern erst während einer Vernissage erklärte: »Ich brauche nicht den Alkohol zum Texten, aber ich brauche ab und zu den Kater.« Ah, das ist interessant. Er habe Schranken im Kopf, die erst nach dem Trinken einstürzen, also nicht währenddessen, sondern dann, wenn er vom Saufen gerädert ist. Ohne die physischen wie mentalen Folgen von Alkohol fällt ihm einfach nichts ein. »Ich habe es versucht, aber es klappt nicht.« Was mich zu der Annahme führt, dass ich vielleicht keine Schranken mehr in mir habe und in Wahrheit auch nie Fesseln hatte, weil ich immer schon ausspucke, was mich umtreibt.

Vielleicht hat auch Bukowski in Wahrheit nur den Kater, nicht den Bourbon gewollt und es mit seiner Hilfe geschafft, so viele Bücher zu schreiben, aber ich kann mit Gewissheit sagen, dass ich kein einziges hinbekommen hätte mit verschwommenem Blick und Brummschädel. Und keine Sorge: Wer vorher Humor hatte, verliert den garantiert nicht nach dem Trinken eines Tees. Dennoch ist das Wort Arbeit ein großes Thema beim Nichttrinken. Wie bringe ich meinem einen Arbeitgeber, dem Herausgeber eines Wein- und Luxusmagazins, schonend bei, dass ich die Zusammenarbeit aufgrund von persönlichen Veränderungen leider beenden – oder zumindest auf unbestimmte Zeit aussetzen – muss? Keine Einladungen mehr in die kilometerlangen Champagnerkellereien, keinen Champagner mehr in der Kutsche durch den Schnee in Lech, kein Bootstrip mehr mit Canonau vor der Küste Sardiniens, kein Dinner mehr bei einem »Cabernet Sauvignon Napa Valley 2010« mit Hotelchefs in Los Angeles, keine Campari-Events mehr, bei denen man sich durch alle Bitterliköre der Marke kämpft, keinen High-Tea im »The Claridges Hotel«, dem schönsten Hotel von London, wo ein Glas Champagner einfach zu den Scones dazugehört. Adieu Marrakesch, Rom, London, Paris, Portofino, weil: keine Pressereise ohne Prost. Und auch die feine Einladung zu einem Sommerfestival in Italien, auf dem Sparkling Wine verkostet wird und Spitzenköche aus der Region speziell auf die Speisen abgestimmte Weine empfehlen, sage ich mit einer Ausrede ab, weil ich den ersten Entwurf meiner E-Mail dann doch nicht abschicke: »Danke für die Einladung, aber ich trinke keinen Alkohol mehr.« Wie debil klingt das denn!? Aber mal ehrlich, was habe ich da verloren? Mit einem Glas Aqua-Frizzante danebenstehen? Und was soll ich darüber in Zeitungen berichten, wenn ich die alkoholischen landestypischen Kostbarkeiten doch gar nicht probieren werde? Ich war ja vorher kein Restaurantkritiker oder Weinkenner, aber bei meinen Jobs, den Reisen, den Events war Alkohol doch immer anwesend. Mit zurückhaltender Diskretion, in feinem Gewand und eleganten Flaschen, auf weiß gestärkten Tischdecken, in schönen Weinkühlern, von exquisiter Qualität, in kultiviertem Ambiente, aber dennoch stets präsent.

Meine letzte Geschäftsreise ging nach New York. Ich flog Business Class und fühlte mich so unantastbar wie Cate Blanchett. Die Stewardess kam vorbei mit ihrem Wägelchen und bot noch vor dem Start ein Glas Champagner an. Wahnsinn, wie oft das Wort Champagner hier vorkommt! Ich wollte gar keinen trinken, und ich wollte unbedingt einen trinken. Denn wenn man beruflich in der Business Class sitzt und für einen Job nach New York City fliegt, gehört das nun mal dazu. Dabei trinke ich sonst niemals Alkohol auf Flügen, weil ich früher selbst Flugbegleiterin war und weiß, dass man Alkohol durch den Kabinendruck und andere Einflüsse viel schlechter verträgt. Nach dieser Reise im Oktober, die wunderbar war und es sicher auch heute noch wäre, hörte ich abrupt auf zu trinken. Ich zog mich zurück, kaufte einen neuen Computer und sagte weitestgehend alle anderen Jobs ab, um mich auf das Buchschreiben zu konzentrieren. Es fühlte sich befreiend und beängstigend zugleich an. Was, wenn nie wieder jemand was von mir will? Was, wenn keiner mehr anruft, wenn mir keiner mehr Arbeit anbietet, weil ich Alkohol ablehne? Der Franzose schürte diese Sorge noch mehr, in dem er ein warnendes Gesicht machte: »C'est dangereux, Suzanne!« Es sei gefährlich, es würden immer schon andere warten, in den Startlöchern stehen. Ich solle nicht alle Jobs ausschlagen, sondern alles weiterhin annehmen. Es kostete mich ein paar Tage, ich dachte viel darüber nach, aber dann erinnerte ich mich an das, was immer meine Überzeugung war: Es ist genug für alle da.

Keiner nimmt mir was weg. Und wenn doch, dann ist das am Ende gut. Ich fand auf diesem Weg eine weitere Erkenntnis auf dem Blog einer meiner Sober-Queens: »Rejection is universal protection.« Alles, was mir verwehrt wird, jede Absage, jedes Nein, jeder Korb und jede versäumte Chance wird zu meinem Besten sein. Natürlich kann man jahrelang fortfahren mit dem, was man kennt, was einem vertraut ist, was einem leichtfällt und Komfort bietet. Alkohol kann durchaus Hafen sein, aber ich bin längst in See gestochen: Es werden neue Gelegenheiten am Horizont auftauchen.

Ich hatte mal einen Parka, auf dessen Rücken stand: »Bad choices make good stories!« Das stimmt, gute Storys werden aus Dummheiten gemacht, wenn man keine mehr macht, hat man weitaus weniger gute zu erzählen, weil man kein Material hat, das sich dazu eignet, eine reißerische Schlagzeile zu liefern. Wer will schon Geschichten übers Wassertrinken und Sportmachen lesen? Jeder liebt hingegen spritzige Anekdoten wie jene mit dem Hoteldirektor, mit dem ich einen filmreifen Abend verbrachte, in dessen Verlauf er mir ein Foto seiner zwanzigjährigen Freundin im Hasenkostüm zeigte und mich in seine geheime Phantasie (»Mein Problem ist, ich stehe auf ältere Frauen!«) und seine Penthouse-Ausstattung einweihte. Schriftsteller sollten von den Dingen erzählen, die sie kennen. Ich habe im letzten halben Jahr mehr erfahren als in allen Nächten der letzten dreißig Jahre.

Ich muss nie wieder trinken!

Letzten Freitag hatte ich was zu feiern: Zweihundert Tage ohne einen einzigen Schluck Alkohol. Da passte es gut, dass ich zu einem 30. Geburtstag eingeladen war. Solche Feste waren für mich lange unangenehm, viele Wochen war mein Trick deshalb, so wenig wie möglich unter Menschen zu gehen, aber das ist nur was für Anfänger. Zu Hause, alleine mit sich selbst nichts zu trinken ist nach einer Phase der Umstellung relativ leicht, wirklich spannend wird's ja erst, wenn man sich unter Leute mischt und nicht mehr grüblerisch und verschämt mit verschränkten Armen danebensteht. Ich bin nun fortgeschrittene Abstinenzlerin und kann das Mitmischen immer besser, weil ich mittlerweile nämlich was ganz Spannendes herausgefunden habe: Das Ambiente des Trinkens ist interessanter als der Alkohol selbst. Das Ambiente bleibt mir jedoch auch ohne Alkohol erhalten. Die Trennung zwischen diesen beiden A's ist nun möglich und immer deutlicher erkennbar. Umgebung und Stimmung existieren ja weiterhin, auch wenn man alkoholische Getränke für sich persönlich entfernt. Zum Beispiel war ich vor ein paar Monaten noch unsicher, als ich im Carmagnole, meinem Lieblingsrestaurant, auf zwei Freundinnen wartete. Einer muss immer früher hingehen, um einen Tisch zu ergattern, meistens bin ich das, weil ich mein eigener Boss bin und zeitiger Feierabend machen kann als die anderen. Ich setzte mich alleine an einen Tisch, so wie ich es schon oft zuvor getan habe. Nur bestellte ich diesmal natürlich keinen Sauvignon. Ein Mann am Tresen schwenkte ein Glas Weißwein in der Hand und fragte den Kellner: »Was ist das für einer? Nur damit ich weiß, was ich da trinke!« Der Kellner: »Ein Sauvignon.« Ich nahm ein richtig schönes Glas Wasser. Am Nachbartisch zwei Frauen, die sich mit etwas Prickelndem zuprosteten. Der Kellner reichte mir die Speisekarte. »Ich warte noch auf jemanden«. Er daraufhin: »Vielleicht schon mal einen Apéro vorweg?« Ein Aperitif wird ja vor dem Essen konsumiert, um den Appetit anzuregen. Er ist fester Bestandteil der französischen und italienischen Küche und hat auch eine soziale Funktion: Den Gästen die Wartezeit versüßen, bis alle eingetroffen sind. Statt Süße bekam ich eine Scheibe Zitrone zum Wasser. Nichts zu trinken ist kein Problem im Laufe oder am Ende des Abends, das »Projekt Alkohol« klingt reizvoller, als es letztendlich ist. Das ist eine wichtige Information für alle, die es mal ausprobieren wollen: Nur die ersten zehn Minuten sind entscheidend! Da muss man sich konzentrieren, mir hilft dabei immer, meine Aufmerksamkeit auf etwas zu lenken, was auch Genuss ist. Die Speisekarte studieren, sich damit beschäftigen, auf was man wirklich Appetit hat, schon mal über ein Dessert nachdenken oder einen Cocktail bestellen, der keinen Alkohol enthält, aber geschmacklich mehr hermacht als ein Sprudel. Zum Beispiel hatte ich neulich in der Wartezeit, bis meine Begleitung und die heißersehnte elfte Minute eintrafen, einen Picaflor aus Yerba Mate, Grapefruitsaft, Tonkabohnen-Sirup, Minze und Chili-Tinktur. Das brauche ich nicht immer, aber in emotional instabilen Momenten ist es schön, zur Unterstützung etwas Brimborium im Glas zu haben. Wenn man die Initialzündung, den ersten Moment, in dem der Wunsch aufkommt, überbrückt hat, wird Alkohol nebensächlich und überflüssig.

Als ich also letzten Freitag auf dem 30. Geburtstag eintreffe, weiß ich, dass es nur gilt, eine kleine Zeitspanne über die Bühne zu kriegen, danach wird's entspannt, und ich kann mich auch ohne Spirituose im Blut zurücklehnen. Okay, es kann auch mal eine halbe Stunde dauern, bis ich mich integriere, aber länger brauche ich nicht mehr. In dieser Aufwärmphase, die ja jeder ringsum benötigt, was oft vergessen wird, werden traditionell Begrüßungsdrinks angeboten, die das Warmwerden mit den anderen Gästen leichter machen sollen. Es ist nichts anderes, als Schwung zu geben. Nun gibt es erst einen Crémant, dann Rosé in Magnumflaschen. Vom Wein erfahre ich bereits ein paar Tage zuvor vom Geburtstagkind: »Es wird auch einen sehr guten Rosé geben.« Woraufhin ich, was neu ist, erwidere: »Ich trinke nicht.« Er sieht mich verblüfft an: »Nie?« Woraufhin ich, was auch neu ist, sage: »Nie.« Mir selbst stelle ich die Frage, was wir alle eigentlich getrunken haben, bevor rosafarbener Wein so sehr in Mode kam. Rosé ist die Avocado der Spirituosen geworden. Kein Wunder, er ist der perfekte Partner, die vollkommene Verbindung aus der Tiefe eines Rot- und der Frische eines Weißweins. Die Weinflaschen liegen auf Eis, er wird in schöne bauchige, große, langstielige Gläser gegossen, seine Farbe ist einladend. Neben dem schicken Eiskühler auf dem Tisch stehen zwei grüne Flaschen Mineralwasser mit hässlichem Etikett, aus denen ich mir etwas in ein schnödes Wasserglas gieße. Fehler Nummer eins, ich hätte es ja auch in ein Weinglas schütten können, dann wäre das Anstoßen mit den anderen eleganter und weniger mich selbst ausgrenzend gewesen. Notiz an das trockene Selbst: Wasser in Zukunft aus Weingläsern trinken! Ich kenne ein paar Leute und setze mich zu ihnen auf die lange Bank, esse Nacho-Chips mit Guacamole und stoße mein volles Wasserglas um, als ich noch mal in die Schale mit den Chips greife. Großes Gelächter am Tisch, weil das ja meist dann passiert, wenn man zu viel intus hat. Während ich den Tisch mit ein paar Servietten trockenwische und eine Frau sich die Flüssigkeit vom Kleid tupft, lacht eine andere »Haha, bist du schon betrunken?«, und ich rufe: »Nein, es ist nur Wasser, es ist nur Wasser!« Ein Zwischenfall, von dem ich immer dachte, er passiert mir nur mit Rotwein. Dann stehen alle plötzlich auf und gehen auf die Terrasse zum Rauchen, ich komme mit, auch wenn ich nicht rauche, weil es doch für Kommunikation total egal ist, wer was in der Hand hält. Auch das hat sich verändert in meiner Einstellung: Wenn ich wirklich frei sein möchte vom Alkohol, darf ich den Fokus nicht auf ihn richten, ihn nicht derart wichtig nehmen. Unabhängigkeit kann ja nicht bedeuten, dass ich mich nun nicht mehr darüber definiere, dass ich mittrinke, sondern darüber, dass ich partout nicht mittrinke. Das wären ja dann bloß umgekehrte Vorzeichen. Autonomie heißt ja, nach seinen eigenen Gesetzen, selbstbestimmt und souverän zu leben und nicht permanent mit den eigenen Überzeugungen zu hadern, sie weder an den Gesetzen der anderen zu messen noch sie zu vergleichen. Das ist Freiheit: Nicht abhängig zu sein von den Entscheidungen und Handlungen anderer. Und das ist es, was ich möchte. Was ich nicht mehr möchte, ist, meine ganze Aufmerksamkeit auf das zu richten, was mich unterscheidet, sondern eher auf das, was uns verbindet. Ich bleibe also bei den anderen und habe eine gute Zeit mit Blick auf den Hafen und ohne apricotfarbene Flüssigkeit im Glas. Als ich mir später noch ein Wasser hole, schreit eine Bekannte plötzlich hysterisch auf, als sie sieht, wie ich die Wasserflasche aufdrehe, statt die Weinkorken ploppen zu lassen: »Aha, und hier wird jetzt schon zu Wasser gewechselt, oder was?!« Sie lacht laut, freut sich, als sei das Wechseln zu Wasser ein gutes Zeichen, dass wir nun den Höhepunkt der kleinen, wilden Sause erreicht haben. Sie sieht mich keck von der Seite an, als habe sie mich erwischt, bis ich sage: »Nein, ich trinke immer Wasser.« Es ist ein wahnsinniger Triumphmoment, den ich für mich behalte: Ich muss nie mehr irgendwohin wechseln, weil mir der Alkohol zu Kopf gestiegen ist, ich einen Drink zu viel hatte, wieder klarkommen muss, bevor weitergezecht werden kann. Kaum habe ich den Satz, dass ich nur Wasser trinke, beendet, da fragt mich der Typ gegenüber: »Wieso machst du das?« »Äh, wie bitte?« »Ja, wieso trinkst du Wasser?« Ich fühle mich von der Dringlichkeit seiner Fragestellung und seinem strengen Tonfall etwas überrumpelt. Das muss man mir anmerken, denn die Frau, die neben ihm auf der Bank sitzt, lenkt ein und erklärt mir: »Wir sprachen nur gerade davon.« Von was sprachen sie? »Na ja, wieso jemand Wasser statt Wein zum Essen trinkt, das ist doch kein Genuss.« Der Typ fixiert mich, während ich neben die beiden auf die Bank rutsche und nach einer überzeugenden Antwort suche, die mir entfallen ist. Warum trinke ich noch mal nicht? Wie lautete noch mal die super Formulierung, die ich mir für solche Fälle zurechtgelegt hatte? Ah ja: »Ach so, ja, nö, ich trinke schon länger nicht mehr, also fast sieben Monate.« Er: »Warum nicht?« Keine Ahnung, warum es mir plötzlich nach all der Zeit so schwerfällt, darauf knackig zu antworten, vielleicht, weil mir die Alternative zum Nichttrinken entfallen ist und ich mir selbst nicht mehr so außergewöhnlich erscheine. Ich verstehe gar nicht so richtig, was er fragt, was er wissen will, wie man das, was ich tue, nicht auch ohne Worte versteht, ist doch nichts Besonderes. Nach langem Kramen in meinem Hirn fällt mir der eine gute Standardsatz zum Glück noch ein: »Alkohol tut nichts mehr für mich!« Puh. Den zweiten, »Ich bin glücklicher ohne Alkohol«, schiebe ich vorsichtshalber noch schnell hinterher, damit Ruhe ist. Ist aber nicht, das blonde Mädchen mit den roten Lippen und dem Pferdeschwanz lässt nicht locker, meine Einstellung zu Alkohol scheint sie zu interessieren, sie sagt: »Aber zu einem guten Essen, wenn ich zum Beispiel eine schöne Meeresfrüchtepasta bestelle, gehört für mich ein schönes Glas Weißwein einfach dazu.« Sie nippt an einem Wein, am guten Essen kann es nicht liegen, denn heute gibt es ja nur schöne Nacho-Chips. Wenn sie abends heimkommt vom Job, erzählt sie, würde sie es einfach genießen, sich ein Glas Wein einzugießen, also sie würde nicht heimrasen vor Gier, aber »Wein ist für mich auch ein Stück Wellness«. Das Wort »Wellness« in Verbindung mit Alkohol erinnert mich an das, was ich noch vor einem halben Jahr auch glaubte, ohne es jemals so ausgedrückt zu haben. Und es erinnert mich auch an eine Kollegin, die mal genervt meinte, das ganze Entgiftungsgehabe ginge ihr gehörig auf den Senkel. Für sie bedeute Detox, sich abends mit einem Glas Champagner aufs Sofa zu hauen. Der Typ am Tisch trägt zu unserer Konversation bei, dass man ja wohl sicher weiß, ein Problem mit dem Trinken zu haben, wenn man vormittags um elf ein Bier trinkt. Kurzer, gehässiger Exkurs zu den Gestalten, die man am Flughafen oft mit einem Piccolo oder einem Pils zum Frühstück sieht. Ich kenne das schon, höre es mir dennoch an, weil ich weiß, es zieht vorüber wie eine Gewitterwolke, und wenn alles gesagt ist, was erwähnt werden muss, um sich selbst zu beruhigen, dass kein Alkoholproblem besteht, können wir endlich zu anderen Themen wechseln. Und das tun wir, weil ich mich nicht verschanze oder abhaue. Wir reden über Reisen, Ruhm, diese eine Chanel-Tasche, die jedes Jahr an Wert gewinnt, und über sportliche Disziplin trotz Kater. »Auch deshalb trinke ich nicht mehr, weil ich morgen fit sein will.« Das sei er auch, er jogge jeden Morgen um sieben um die Alster, selbst heute früh, obwohl er verkatert war. Wir unterscheiden uns wohl weitaus weniger, als ich annehme. Als ich mir das zwanzigste Wasser nehme, sagt er, ich solle doch einen Zweig Rosmarin und ein Stück Gurke ins Glas werfen, das sähe dann wenigstens etwas netter aus. Er sagt es nicht ironisch, sondern so, wie man einen guten Tipp gibt. Gute Idee, kam ich selbst noch nicht drauf, obwohl beides auf dem Tisch steht als Zugabe für den Gin. Den Rosmarin müsse ich vorher in der Hand reiben, damit sich sein Aroma entfaltet, das habe er selbst eben erst gelernt. Meine Hände riechen nach Rosmarin, mein Wasser schmeckt nach Toskana, und ich habe zum ersten Mal überhaupt das Gefühl, durch mein Nichtmittrinken nicht getrennt zu sein von jenen, die trinken. Das wird mir von außen bestätigt: »Du redest ja trotzdem mit uns und stehst nicht in einer Ecke und beobachtest uns oder willst uns belehren, du sitzt ja hier ganz locker mit uns zusammen und nicht so« stellt der Typ fest und macht dazu so eine Arme-vor-der-Brust-verschränken-Geste. Nein, das tue ich nicht, weil ich mich nicht mehr schützen muss. Das Mädchen sagt, dass es ja eigentlich auch total traurig sei, Menschen zum Trinken zu zwingen, sie würde viel darüber nachdenken in letzter Zeit, weshalb sie überhaupt trinkt. Aber wer schafft schon so leicht seine hauseigene Spa-Oase ab? Früher hätte ich eher nicht mit fremden Gästen ein Gespräch angefangen, also früher, als ich selbst noch trank. Das Zusammen-Trinken hat nicht dazu geführt, dass ich in Kontakt gekommen wäre mit anderen, ich hielt immer ausreichend Abstand, früher hätte ich mich nicht zwischen Unbekannte gesetzt und mich ausquetschen lassen, und vermutlich hätten sie auch keinen Aufhänger gehabt, mit mir ins Gespräch zu kommen. Nein, ich tanze immer noch nicht auf den Tischen, aber die anderen tun es auch nicht, sie bleiben einfach nur etwas länger, als ich es tue, weil die Magnumflaschen noch nicht ganz geleert sind. Das Wasser jedoch schon. Ich werde beim Verabschieden nicht mitleidig angesehen, eher so interessiert wie ein Buddelschiff betrachtet, weil man nicht kapiert, wie zum Teufel das Schiff in die Flasche gekommen ist, wie das bloß funktionieren soll.

Ich weiß nicht, wie es funktioniert, aber es läuft. Nati fragte mich letzte Woche, als wir gemeinsam ein Restaurant verließen, ob ich glauben würde, irgendwann wieder trinken zu können, nur so zum Genuss ein Glas. So wie sie es macht, so wie sie ein Glas Crémant vor ihrem Salat hatte und den Miniaturschwips genoss. Natürlich könnte ich das, jederzeit. Ich könnte sogar ein halbes Glas trinken, die andere Hälfte warm werden und eiskalt stehen lassen. In meinem Bewusstsein heißt es nicht mehr: Wie traurig, ich kann nie wieder trinken. Es ist viel schöner: Ich muss nie wieder trinken! Können tue ich das, ich glaube nur, dass ich es nicht mehr möchte. Auch weil sich diese angebliche Balance, dieses vielzitierte »alles in

Maßen« anfühlt wie ein ständiger Krieg, ein innerer Kampf, ein Dauernd-mit-sich-selbst-Diskutieren, das strengt mich viel zu sehr an. Denn solange man das Verlangen nach Alkohol aufrechterhält, muss man den Wunsch nach Alkohol jedes Mal unterdrücken, sobald er aufkommt. Nichts zu verlangen fühlt sich sehr viel besser an, als etwas zu unterdrücken. Und wenn ich mich entscheide, ab und zu etwas zu trinken, muss ich mir dann nicht permanent die Frage stellen: Ist jetzt ab und zu? Wie oft ist ab und zu? Wie viel ist ab und zu? Könnte es sein, dass Balance nur ein anderes Wort ist für Kasteien, um dann mit Anlauf über die Stränge zu schlagen?

Ich habe Feiertage, Partys, Einsamkeit und Frankreich ohne Alkohol hinter mich gebracht. Das Verlangen nach dem Trinken muss ich in den letzten Monaten irgendwo auf der Strecke verloren haben. Wir radeln nebeneinanderher, und Nati sagt: »Ich finde das ganz toll, dass du das machst. Faszinierend, was Selbstwirksamkeit schafft.« Ich mag das Wort Selbstwirksamkeit, obwohl ich da noch nicht weiß, was es heißt. Der Begriff wurde von dem amerikanischen Psychologen Albert Bandura in den sechziger Jahren geprägt. Unter Selbstwirksamkeit versteht die kognitive Psychologie die Überzeugung einer Person, auch schwierige Herausforderungen und Situationen aus eigener Kraft erfolgreich bewältigen zu können. Eine wesentliche Erkenntnis Banduras war, dass Menschen meistens nur dann eine Handlung beginnen, wenn sie davon überzeugt sind, dass sie diese Handlung auch tatsächlich erfolgreich ausführen können. Das heißt, dass ich bereits in dem Moment vor über einem halben Jahr, als ich nachts heimkam und still und heimlich beschloss, nicht mehr trinken zu wollen, von meinem Erfolg überzeugt gewesen sein muss. Das kann auch der Grund sein, warum ich es niemandem erzählt, es nicht mit dreizehn Freundinnen gleichzeitig durchgekaut und zerlegt, keine um Rat gebeten habe. Normalerweise bespreche ich alles, weihe oft mehrere in ein und dieselbe Angelegenheit ein, lasse sie an meinen Zweifeln und Triumphen teilhaben. Aber ich habe niemandem erzählt, dass ich vorhabe, nichts mehr zu trinken. Es gab auch keinen Plan oder einen Notfallplan, falls ich scheitern würde. Ich habe es nicht mal lang und breit mit mir selbst besprochen, es gab keine Phase des Versuchs und Irrtums, auch habe ich nicht alle meine Freundinnen zusammengetrommelt und mit schwerer Stimme gesagt: Wir müssen reden. Oder: Ihr müsst das dringend auch ausprobieren.

Ich habe einfach aufgehört.

DER RAUSCH DER ASKESE

ALS ich ein paar Tage später die Fotos von der Geburtstagsfeier zugeschickt bekomme, erschrecke ich mich. Ich sehe auf den meisten Fotos aus, als würde ich zittern: Verfroren schlinge ich meine eigenen Arme um meinen Oberkörper. Schwer zu sagen, ob es wirklich so kalt, ich zu dünn angezogen war oder ich einfach nur versucht habe, mich selbst in den Arm zu nehmen. Fest steht, dass ich auf jeder Aufnahme schutzlos und isoliert aussehe, was mich erschüttert. Sollte es mir nicht eigentlich hervorragend gehen? Irgendwas stimmt hier nicht, und sosehr ich mich auch zwinge, mich diesem Gefühl, dass was falsch ist, zu widersetzen, lässt es sich nicht abschütteln. Von einem auf den anderen Tag bekomme ich Zahnschmerzen, der Zahnarzt kann nichts feststellen, es sei alles in Ordnung an meinen Zähnen, verschreibt mir jedoch eine Schiene, die angefertigt wird, weil ich nachts so stark die Zähne aufeinanderbeißen würde. Diese Information ist mir neu, ich habe noch niemals zuvor mit den Zähnen geknirscht. Zu keinem Zeitpunkt meines Lebens. Als die Schmerzen trotz Schmerzmittel nicht nachlassen, mache ich einen Termin bei der Osteopathin. Sie sagt, mein Nervenkostüm stünde völlig unter Strom, man müsse erst eine »Traumbildübung« oder so ähnlich machen, sie könne mich kaum berühren. Muss das sein, kann sie nicht einfach ein bisschen ihre warmen Hände auf meinen Körper legen und ich dabei einschlafen? Sie stellt mir, während sie ihre warmen Hände auf meinen elektrischen Körper legt, tausend Fragen, die mich nerven. Ich erzähle ihr von meinem Traum in der Nacht zuvor, ein Albtraum, in dem ich unterging, unter Wasser und Sandmassen, mir die Fluten bis zum Hals standen. Ich solle mich noch einmal bewusst an diesen Ort begeben und nach unten schauen. »Wie tief ist das Wasser denn?« Ich gucke mit geschlossenen Augen zu Boden: »Äh, eigentlich nur bis zum Knöchel.« Sie fragt, welche Farbe es hat, ob es dunkel oder hell ist, wie ich mich fühle, ob ich meine Füße immer noch und was ich am Horizont sehe. Ich bemerke, dass es gar nicht so schlimm, gar nicht so bedrohlich ist, dass ich auf einen Sonnenuntergang am Meer schaue, während ich barfuß in lauwarmem Wasser stehe. Und dann fordert sie mich auf: »Vielleicht sollten Sie sich fragen, für was es mal wieder an der Zeit ist?«

Tränen laufen flutartig aus mir raus, und ich antworte, ohne nachzudenken: »Vielleicht für ein Bier!« Dann muss ich lachen. Ich hätte ja alles sagen können, und wenn schon Alkohol, warum dann ausgerechnet ein Bier? Ganz einfach: Das Bild, das ich in meiner Visualisierung sehe, ist Dänemark, und es riecht nach Ebbe, Flut und Freiheit. Ein paar Tage später bin ich bei der Massage, weil meine Schultern seit Wochen schmerzen. Die Therapeutin wiederholt während des Schröpfens meines Nackens immer wieder: »Panzer, Sie sind wie ein Panzer, tsss, alles total fest!« Offenbar muss ich mich doch schützen.

Ich gehe verheult nach Hause, lege mich aufs Sofa und suche einen Film auf Netflix. In der Suche gebe ich ein: Wein. Es werden mir die Dokumentationen »Ein Jahr in der Champagne«, »Schlemmen mit Gérard Depardieu« und »Julie & Julia« angeboten. In die ersten beiden schaue ich nur kurz rein. Das Winzerpaar besteigt einen Heißluftballon und fliegt genießerisch mit einem Glas Champagner in der Hand über seine Weinberge. Im zweiten sitzt Gérard Depardieu etwas aus dem Leim gegangen in einem Weinberg und verkündet: »Wir wollen das Leben in vollen Zügen genießen.« Schließlich schaue ich den Film über das Leben der amerikanischen Köchin Julia Child, die von Meryl Streep gespielt wird, in dem in jeder Szene üppig gegessen und getrunken wird, und nach einer halben Stunde fühle ich, wie sich meine innere Anspannung löst und auch sehr deutlich, woher mein Schmerz rührt: Es fehlt die Würze und Süße in meinem Leben. Wohin wird mich meine radikale Weltabgewandtheit denn als Nächstes führen? Vermutlich werde ich bald mit meiner meterlangen Achselbehaarung wie ein Fakir auf einem Nagelbrett schlafen oder wie ein Sadhu mit zerrupften Dreadlocks in einer Höhle meditieren. Oder in die Heide auswandern und mit meinem Schafsfell unter einem Kirschbaum in stiller Kontemplation sitzen. Gestern stellte ich fest, dass ich mit meinen Zimmerpflanzen rede, also nicht, um sie zum Gedeihen zu ermuntern, sondern anstelle meine Freundinnen anzurufen.

Gleichgewicht war immer das, was ich gesucht und nie gefunden habe, weil ich stets zwischen Ekstase und Askese schwankte und die Balance dadurch verlor. Ein indisches Sprichwort sagt: »Wer stärker als die Dinge ist, der ist Asket.« Stärker sein als die Dinge, darin bin ich gut. Das Wort Askese stammt vom griechischen Wort »askei« ab, und das heißt: üben. Ich übe wohl immer noch, mein Gleichgewicht zu finden. Ich habe von einem Tag auf den anderen das Gefühl, bereits im Jenseits zu leben, freudlos, alleine mit meiner Tugendhaftigkeit. Ein Engel im Jenseits, der die körperliche Welt verlassen hat und nicht mehr Teil der Spaßgesellschaft ist. Ich habe keinen Fernseher mehr, habe meine elektrische Zahnbürste entsorgt, fröne keinem Konsum, schneide meine Haare nicht mehr, rasiere die Beine nicht mehr, benutze keine Klarsichtfolie, keine Plastiktüte, trinke nur noch Leitungswasser und habe mir eine Zahnbürste aus Bambusholz gekauft. Was kommt als Nächstes? Sicher krame ich in Kürze meinen alten Nokia-Knochen aus, statt ein Smartphone zu benutzen. Oder Zölibat, adieu mon amour. Ich habe keine Laster und keine Freude mehr, und wenn ich so weitermache, auch bald keine Freunde mehr. Nati schreibt mir eine Nachricht, sie würde mich vermissen, seit ich mich so zurückgezogen habe: »Es macht einen Unterschied, ob du da bist oder nicht.« Sosehr mich ihr Satz berührt, so sehr gruselt er mich: Bin ich etwa schon tot? Ich will keine neuen Freunde finden, keine Gleichgesinnten treffen, die sich dadurch als meine neuen Freunde qualifizieren, dass sie nichts trinken. Ich habe doch bereits tolle Freunde, die nicht meine Freunde wurden, weil uns der Alkohol zusammengeschweißt hat – und ich möchte sie behalten! Nur, dass ich sie tatsächlich kaum noch sehe, sie mich kaum noch fragen, ob ich was machen will, auch dieses »Wollen wir was trinken gehen?« habe ich ewig nicht mehr gehört. Kürzlich fasste ich mir ein Herz und fragte eine Freundin, warum sie mich immer noch nicht nach meinen Beweggründen gefragt habe, warum ich nicht mehr mittrinke. Ich war ein bisschen aufgeregt zuvor, fürchtete, dass wir aneinandergeraten würden wegen einer Grundsatzdiskussion. Ich formulierte es vorsichtig, baute sogar schon Antworten in meine Fragestellung ein: »Du hast mich ja noch nie nach meinen Motiven gefragt, meinst du, sie schon zu kennen, oder interessiert es dich vielleicht einfach nicht?« Sie wirkte überrumpelt: »Stimmt, es hat mich wirklich nicht interessiert. Außerdem dachte ich, dass du schon drüber redest, wenn du das Bedürfnis hast.« Ich wandt ein, dass es doch seltsam sei, weil wir doch früher immer zusammen was tranken und nun nicht mehr. Sie: »Ja, aber ich trinke doch noch! Und das soll auch so bleiben, in meinem Leben soll Alkohol immer eine Rolle spielen, ich liebe ihn.«

Ihr Desinteresse traf mich und war vielleicht auch ein Grund, warum ich letztens auf die Schnapsidee kam, eine Sober-Sensation-Party zu besuchen. Sie fand in Berlin statt, der Gründer, Gideon, hatte die Idee dazu vor ein paar Jahren, als er als DJ auf einer türkischen Hochzeit auflegte. Dort sah er, wie phantastisch sich alle ohne Alkohol amüsierten, wie sie trotz Nüchternheit in der Lage waren, richtig zu feiern. In London, Amsterdam und auch in den Staaten gibt es schon länger sogenannte Morning-Gloryvilles, also Partys, auf denen vor der Arbeit getanzt wird, natürlich nüchtern. Nur morgens ist das nicht so eine große Kunst wie am Abend. Ich rief Gideon an, um mich anzumelden, und ließ ihn auch wissen, dass ich mich für seine innovative Veranstaltungsreihe interessiere. Er fragte, ob ich seine Freundin eventuell mit dem Auto mitnehmen könne. Ich sammelte sie am Hauptbahnhof in Hamburg ein. Nach wenigen Kilometern wusste ich, dass sie Christin und Mitglied der Freien evangelischen Gemeinde ist, sie seit ein paar Monaten keinen Alkohol mehr trinkt, aber nicht grundsätzlich für immer auf ihn verzichten möchte, und auch, dass ihr Freund und sie früher viel feiern waren. Als wir am Veranstaltungsort, einem Fitnesscenter am Alexanderplatz, eintreffen, wird noch geschmückt. Die Partys haben immer ein Motto, diesmal ist es irgendwas mit Space, aber statt meinen Overall zu tragen, auf dessen Rücken Cosmos steht, trage ich ein Hemd, in dem ich Frank Zappa ähnele. Die Nebelmaschine springt an, es gibt ein Dinner für jene, die vorher dafür bezahlt haben, und es läuft elektronische Musik. Geschätzt sind es vielleicht im Laufe des Abends hundert Leute, die nicht verstockt wirken, die plakativ fröhlich tanzen in dem gleißend hellen, riesigen Raum oder einfach nur in Sesseln sitzen, an einer Flasche Mate-Tee nuckeln und auf Berlin gucken. Draußen bleibt es hell, bis ich wieder gehe, was auch irritierend ist, weil es ja in Clubs sonst stockdunkel ist. Aber das hier ist nicht das Berghain. Es gibt Smoothies, Kokoswasser, Limonaden, und irgendein Künstler, der es früher auch gerne krachen ließ, ist unten auf der Straße und fertigt ein Kunstwerk an. Er schüttet dazu den Inhalt von unzähligen Nagellackflaschen auf eine Spanplatte. Ein paar der Partygäste stehen daneben und gucken gespannt zu, wie er die Flaschen leert. Irgendwann muss ich mich verabschieden, sonst werde ich high von den Dämpfen. Ich fahre noch am gleichen Abend nach Hamburg zurück, wissend, dass es das für mich auch nicht ist. So nett und gut gemeint so eine Party ist, es bleibt für mich konstruiert und künstlich – und ich vermisse meine Freundinnen. Auch wenn mir dort eine Sache auf keinen Fall gefehlt hat: Alkohol.

Auf der Autobahn überlege ich in der Nacht: Sind Exzess und Askese vielleicht von ein und derselben Angst getrieben? Die vor dem Tod, der Endlichkeit? Wer enthaltsam ist, seine Lebensenergie drosselt, versucht, dem vorzubeugen, sich aufzusparen. Die anderen vergeuden sich mit Wonne, vielleicht aus Rebellion gegen das Ende. Askese ist Sehnsucht und Angst zugleich, ohne einen Menschen oder durch irgendein Objekt erfüllt werden zu können. Sie kann so berauschend wirken wie eine Flasche Absinth, wie eine Flucht ins Paradies. Bei einer Ayurveda-Ernährungsberatung vor vielen Jahren empfahl mir ein indischer Arzt mal, einen Reiskocher mit in den anstehenden Familienurlaub nach Kreta zu nehmen. Ich notierte, dass dieser dringend von Panasonic sein müsse, dass ich morgens fortan Dinkelgrütze mit Olivenöl und Ingwer essen solle und Orangensaft tabu sei. Ich gab mir so viel Mühe, auf, neben und unter der Yogamatte, ich saß in sämtlichen Ashrams auf meinen Sitzbeinhöckern und wusste nach drei Stunden Meditation, warum man diese so nennt, ich sang zehnstrophige Mantras auf Sanskrit, betete sämtliche hinduistischen Gottheiten an, bekam einen anderen Namen, spülte meine Nase täglich, reinigte meine Zunge mit einem Zungenschaber, trank keinen Kaffee mehr, aß keinen Knoblauch, keine Zwiebeln und nichts, was Augen hat, das Ziel fest vor Augen: ein besserer Mensch zu werden. Eine bessere Ehefrau wurde ich nicht. Im Gegenteil. Immerhin bekam ich mein Bein hinter den Kopf. Und während ich in Demut gebeugt beim »selbstlosen Dienst« Paprika putzte, ging meine Ehe den Bach runter. Als ich damals von der Ernährungsberatung bei dem indischen Mann zurückkam, saß meine Familie gerade am Frühstückstisch, es roch nach Toast und Spiegeleiern, es gab das Teufelszeug Orangensaft, und ich setzte mir braunen Reis auf. Später an jenem Tag lief ich mit meinem damals noch kleinen Sohn über den Ku'damm, und er fragte: »Was hast du denn bei dem indischen Doktor gemacht?« Und ich beugte mich zu ihm runter und antwortete: »Er hat mir gesagt, wie ich leben, was ich essen und trinken soll.« Er blieb stehen, mitten auf der Straße, und sagte erschrocken: »Aber Mama, leb doch einfach das Leben, das du leben willst, und dann bleib dabei.« Und dann bleib dabei. Er war gerade mal sieben Jahre alt und hatte mehr verstanden als ich.

Für was ist es mal wieder an der Zeit?, frage ich mich nun selbst. Nachdem ich alles Profane aus meinem Leben verbannt habe, fehlt es mir nun an Hedonismus und Weite in meinem Herzen. Ich fühle mich so eng in der Brust, so winzig im Geist, so wenig barock. Jede Tugend braucht als Gegenpol Weltlichkeit. Daran fehlt es mir von Tag zu Tag mehr, habe ich den Eindruck. Bringt nicht alles, was man zu viel oder zu wenig praktiziert, Ungleichgewicht? Vor Sorge, dem Diesseits langsam zu entrinnen, gucke ich am dritten Abend sämtliche Folgen von »Sex and The City« noch mal. Ich genieße die Abwesenheit von Tugend und Tiefe und die penetrante Anwesenheit von Cosmopolitans und Louboutins. Und als meine Zahnschmerzen nach einer Woche endlich nachlassen, stoße ich bei einer Recherche auf den mittleren Weg: »Der Begründer des Buddhismus, Siddhartha Gautama, soll seine strenge Askese abgebrochen haben, als er zur Auffassung gelangte, dass sie nutzlos sei. Er verkündete den mittleren Weg zwischen den beiden Extremen einer aus seiner Sicht übertriebenen Askese und eines ungeregelten Genusslebens« lese ich. Das ist es, die goldene Mitte, die brauche ich und beschließe mit sofortiger Wirkung, dass ich dafür ausprobieren muss, ob ich doch eine Lust unterdrücke oder wirklich kein Interesse mehr an Alkohol habe. Ich erinnere mich an das, was mir meine Freundin Nati seit Jahren predigt: »Suse, es geht um Integration.« Es stimmt, man muss das ganze Leben umarmen, nicht das eine zwanghaft ausschließen, sich verbieten und sich selbst versklaven. Es gibt ja so viele strenge Schulen und Philosophien, die Askese und Werte erstrebenswert finden, weil sie einen vermeintlich weiter- und der Wahrheit näherbringen. Nati meinte: »Das Einzige, was dabei herauskommt, ist, dass sie einen abspalten von ganz wichtigen, menschlichen Eigenschaften. Was man unterdrückt, wird größer und wächst irgendwo im Untergrund und kommt durch die Kellertür wieder rein.« Ich gehe also noch einen Schritt weiter, öffne die Haustür einen Spaltbreit, werde mein Gelübde brechen und mir Alkohol ab sofort bewusst erlauben. Trink, trink, trink, wann immer und so viel du willst! Nur so werde ich rausfinden, ob ich ihn in Wahrheit doch begehre oder ob das nur ein neuer Trick meines Geistes ist. Mal schauen, was dann passiert. Alleine diese Genehmigung, die ich mir selbst erteile, führt dazu, dass ich schlagartig aufhöre, nachts mit den Zähnen zu knirschen.

DU MUSST WIEDER ANFANGEN ZU TRINKEN!

OKAY, wo fängt man an, wenn man so lange aufgehört hat, was ist ein guter Moment, was der perfekte? Vielleicht der nächste, der sich bietet. Und eines Abends bin ich zum Essen beim Griechen verabredet. Eine Flasche vom teuersten Rotwein wird bestellt, weil, wie mir mein Gegenüber mit Augenzwinkern erklärt: »In billigen Restaurants musst du immer einfach die teuerste Flasche auf der Karte nehmen, dann kannste ihn gerade so trinken.« Ich bestelle stattdessen ein alkoholfreies Bier. Mein erstes in acht Monaten. Der Kellner gießt auch mir von dem Fusel ein. Ich stoße mit den anderen an, als sei es das Normalste der Welt für mich, was nicht für Aufsehen sorgt, weil sie von meiner Enthaltsamkeit gar nichts mitbekommen hatten. Nach zwei Schlucken Rotwein habe ich genug, als sei es Hustensaft, als müsse ich ihn einnehmen, damit es mir bald bessergeht. Aber eigentlich will ich ihn gar nicht trinken, es ist eine Mischung aus Desinteresse und Respekt. Ich nehme die zwei Esslöffel voll eher für die anderen als für mich. Eine Frau am Tisch sagt pikiert, ich sei ja wohl nicht gut im Training. Sie meint im Trinktraining. Es folgen in den Wochen darauf ein paar weitere Gelegenheiten, an denen kräftig gebechert wird, aber ich habe keine Lust, mich zu beteiligen. Mein Versprechen, das ich mir selbst gegeben hatte, lautete ja: Wenn du wirklich in der Stimmung bist zu trinken, dann trinkst du. Aber ich stelle fest, dass ich nichts deckle, sondern Alkohol einfach nicht mehr cool finde. Dass ich mir nichts verkneife, aber doch auch nicht den anderen zuliebe nun wieder mit dem Trinken anfangen kann. Vor allem aber merke ich: Ich möchte nie wieder einen Rausch haben. Nicht mal einen Schwips. Einmal habe ich tatsächlich Lust, und sie trifft genau mit dem Ereignis zusammen, dass die Kellnerin in meinem Lieblingslokal eines Abends sagt: »Wir haben aus Versehen eine Flasche Rosé-Champagner aufgemacht und verkaufen die jetzt glasweise, falls ihr Lust habt!« Was für ein gelungener Satz: Aus Versehen eine Flasche Rosé-Champagner aufgemacht! Es handelt sich um einen Perrier-Jouët, diese hübschen Belle-Epoque-Flaschen mit Blütenranken. Ich überlege kurz: »Okay, ich nehme eins, ich habe seit einer Ewigkeit nichts getrunken.« Die Kellnerin kommt mit einem Champagnerglas zurück, das nur viertelvoll ist, und entschuldigt sich: »Sorry, jetzt war er doch schon fast leer, aber ich schenke dir den kleinen Schluck.« Es ist ein makelloser Schluck Alkohol, ich trinke ihn sehr langsam, aber er lässt mich so kalt, als fließe Eiswasser durch meine Adern.

In der Woche darauf treffe ich drei Freundinnen, nach der dritten Flasche Wein kehrt eine tänzelnd vom Rauchen zurück und hat offensichtlich eine bahnbrechende Erkenntnis auf der Terrasse des Restaurants gesammelt: »Betrunkensein ist toll!« Ich habe mittlerweile auch schon drei Flaschen, allerdings Wasser, intus und gucke nicht ganz so überzeugt. Sie schwärmt von Selbstvergeudung, vom Regisseur Rainer Werner Fassbinder und dass man so trinken muss wie er, bis man nicht mehr kann, bis man umfällt, dazu sei das Leben da, darum gehe es. Sie unterstreicht das Gesagte mit ausladenden Handbewegungen und sieht plötzlich anders aus, als noch wenige Stunden zuvor. Irgendwie beschädigt. Ich hebe die Hand, um die Rechnung zu bestellen. Und als ich beinahe schon am Gehen bin, alle Gäste das Lokal bereits verlassen haben, sagt sie mit schweren Lidern und schwerer Zunge folgenden Satz: »Suse, du musst wieder anfangen zu trinken!« Es klingt nicht nach Empfehlung, sondern nach dem einzig richtigen Weg. Ich schaue ihr in die Augen, überlege kurz, wie ich damit umgehen soll, und dann kommt aus meinem Mund wie von selbst, ganz ruhig und ganz trocken: »Oder du musst damit aufhören.« Plötzlich ist sie wach, ihr Gesicht hellt sich auf, ihre Augen werden groß, als habe sie eine Jalousie hochgezogen oder ich an einer Schicht gekratzt. Als habe sie darunter etwas entdeckt, was sie vorher noch nie gesehen hatte. Sie streckt mir ihre beiden Handflächen zum Abklatschen über den Tisch entgegen, strahlt mich an und ruft begeistert: »Das ist mit Abstand der interessanteste Satz, den ich seit langem gehört habe!«

Susanne Kaloff
Angst ist nichts für Feiglinge
Mein Exit aus der Panik

Wenn einer sagt: »Ich habe einen Bandscheibenvorfall«, dann kann man raten: »Mach' doch mal mehr Sport«, und die Nummer seines Osteopathen weiterreichen. In einer geselligen Runde darf fallen gelassen werden, unter Reizdarm oder Migräne zu leiden. Mensch, lässt sich da nichts mit der Ernährung machen? Aber das A-Wort soll bitte zu Hause hinter verschlossenen Türen bleiben. Warum das so ist? Vielleicht, weil uns von klein auf eingetrichtert wurde: Du brauchst keine Angst zu haben. Du darfst keine Angst haben. Und wenn du sie hast, behalte sie um Himmels Willen für dich.

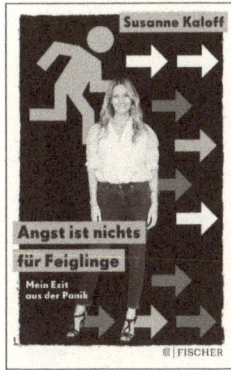

240 Seiten, broschiert

Weitere Informationen finden Sie auf
www.fischerverlage.de

AZ 596-70030/1